肿瘤的未病先防 与 既病防变

梁启军　主编

全国百佳图书出版单位
中国中医药出版社
·北京·

图书在版编目（CIP）数据

肿瘤的未病先防与既病防变／梁启军主编 . —北京：
中国中医药出版社，2020.12
ISBN 978 - 7 - 5132 - 6323 - 8

Ⅰ.①肿…　Ⅱ.①梁…　Ⅲ.①肿瘤 - 防治　Ⅳ.
①R73

中国版本图书馆 CIP 数据核字（2020）第 130062 号

中国中医药出版社出版

北京经济技术开发区科创十三街 31 号院二区 8 号楼
邮政编码　100176
传真　010 - 64405721
河北省武强县画业有限责任公司印刷
各地新华书店经销

开本 880 × 1230　1/32　印张 6.75　字数 134 千字
2020 年 12 月第 1 版　2020 年 12 月第 1 次印刷
书号　ISBN 978 - 7 - 5132 - 6323 - 8

定价　45.00 元
网址　www.cptcm.com

社 长 热 线　**010 - 64405720**
购 书 热 线　**010 - 89535836**
维 权 打 假　**010 - 64405753**

微信服务号　**zgzyycbs**
微商城网址　**https：//kdt.im/LIdUGr**
官 方 微 博　**http：//e.weibo.com/cptcm**
天猫旗舰店网址　**https：//zgzyycbs.tmall.com**

如有印装质量问题请与本社出版部联系（010 - 64405510）

《肿瘤的未病先防与既病防变》
编委会

　　中医对生命的产生与状态有宏观描述，认为人类、万物产生于天地阴阳二气交感、蕴化，生命是在其所处环境中孕育产生，是与环境相互适应的一种能动性动态存在。春夏秋冬、寒热往来使生命呈现与之相协调的生、长、化、收、藏或代谢状态。

　　中医认为人的身心健康状态是"阴平阳秘，精神乃治"。"阴平阳秘"一词出自《素问·生气通天论》："凡阴阳之要阳密乃固，两者不和，若春无秋，若冬无夏；因而和之，是谓圣度。故阳强不能密，阴气乃绝；阴平阳秘，精神乃治；阴阳离决，精气乃绝。"阴平包括无"阴太过"和无"阴不及"两层含义，阴不及和阴太过都是"阴不平"，阴不平则出现精神活动异常。"阳秘"指阳气固密，也有两层含义，一是指人体脏腑无阳气太过现象，即没有功能亢进，否则"阳强不能密，阴气乃绝"；二是指人体卫气的卫外功能正常，可以抵御外邪，使之不得侵入，人体处于固密状态，不轻易生病，这样人体就不会出现异常状态。因此简单地讲，"阴平"指人体组织器官的生命物质的质量在正常范围内，"阳秘"指人体的各种内外调节功能正常。人体各组织器官的物质和功能都正常，外邪不得干扰人体的各项生命活动，人的精神状态就正常了，所以说"阴平阳秘，精神乃治"。这里的"阴平阳秘"和"精神乃治"是作为因果关系表述的，当它们作为并列关系表述时就是"阴平阳秘，精神治和"，这就是中医所讲的人体健康状态。任何人体偏离"阴平阳秘，精神治和"的状态就是疾病状态，治疗就是纠正其偏态，使之回归正常，预防或治未病就是防止这种偏态的发生。

不同时代会伴随不同的主要疾病，在既往生产力落后、物质匮乏、对感染缺少认识及抗生素尚未发现的时代，营养不良、感染性疾病是主要致死疾病。在各种抗生素被不断发现、发明后的工业时代，感染性疾病得到有效治疗，物质资源逐渐丰富，人类从缺衣少食的时代进入逐渐解决温饱的时代，进而进入营养过剩时代，预期寿命显著延长，主要致死疾病变成了心血管疾病、肥胖、糖尿病、肿瘤等老年性、代谢性疾病。

中医虽然为中华儿女及周边国家、民族的健康和繁衍做出了重要贡献，但治疗细菌感染性疾病是其弱项，因此以抗生素出现为时代标志的现代西医发展起来并进入中国后，中医曾多次被集体性质疑，但最终都因其对复杂疾病无法否定的疗效重新被广泛认可，得以继续发展。中医从宏观、系统角度阐释人体生理、病理，长于辨证论治、辨病和辨证结合，对现代生存环境下的心血管病、肥胖、糖尿病、肿瘤等主要疾病防治有西医无法替代的优点。

梁启军

2020 年 2 月

Contents

目　录

第一章 肿瘤的未病先防

第一节　概述 …………………………………………………………… 3

第二节　肿瘤高危人群、高危期与中医预防思维 ………… 11

第三节　甲状腺癌的高危期辨识与预防 ………………… 15

第四节　喉癌、鼻咽癌的高危期辨识与预防 ………… 21

第五节　肺癌的高危期辨识与预防 ………………… 28

第六节　食管癌的高危期辨识与预防 ………………… 38

第七节　胃癌的高危期辨识与预防 ………………… 43

第八节　胆囊癌的高危期辨识与预防 ………………… 49

第九节　结直肠的高危期辨识与预防 ………………… 56

第十节　肝癌的高危期辨识与预防 ………………… 64

第十一节　胰腺癌的高危期辨识与预防 ………………… 71

第十二节　肾癌的高危期辨识与预防 ………………… 79

第十三节　膀胱癌的高危期辨识与预防 ………………… 83

第十四节　前列腺癌的高危期辨识与预防 ………………… 89

第十五节　乳腺癌的高危期辨识与预防 ………………… 95

第十六节　宫颈癌的高危期辨识与预防 ………………… 105

第十七节　卵巢癌的高危期辨识与预防 ………………… 112

第十八节　白血病的高危期辨识与预防 ………………… 119

第十九节　脑瘤的高危期辨识与预防 ………………… 123

第二十节　骨肉瘤的高危期辨识与预防 ·············· 127

第二十一节　黑色素瘤的高危期辨识与预防 ·········· 131

第二章　肿瘤患者的既病防变

第一节　总论 ························· 137

第二节　甲状腺癌患者的音食茶 ················ 147

第三节　喉癌、鼻咽癌患者的音食茶 ·············· 149

第四节　肺癌患者的音食茶 ··············· 151

第五节　食管癌患者的音食茶 ··············· 154

第六节　胃癌患者的音食茶 ··············· 156

第七节　胆囊患者的音食茶 ··············· 162

第八节　结直肠癌患者的音食茶 ·············· 164

第九节　肝癌患者的音食茶 ··············· 168

第十节　胰腺癌患者的音食茶 ··············· 171

第十一节　肾癌患者的音食茶 ··············· 173

第十二节　乳腺癌患者的音食茶 ·············· 175

第十三节　宫颈癌患者的音食茶 ·············· 177

第十四节　卵巢癌患者的音食茶 ·············· 181

第十五节　白血病患者的音食茶 ·············· 183

第十六节　脑瘤患者的音食茶 ··············· 186

第十七节　骨肉瘤患者的音食茶 ·············· 188

第十八节　针对肿瘤常见症状的音食茶 ············ 190

后记——日积月累的强大力量 ··············· 207

第一章

肿瘤的未病先防

第一节 概述

人体组织、器官细胞的生长、衰老、死亡、替代修复是有序的，是被严格控制的，一旦其中某个细胞的分裂、增殖失去控制，出现无序的恶性增殖且逃过免疫系统的监控存活下来，就会形成癌细胞，此细胞继续分裂、增殖形成了团块状异常组织群，就成了恶性肿瘤。癌（cancer）指起源于上皮组织的恶性肿瘤，是恶性肿瘤中最常见的一类；相对应的，起源于间叶组织的恶性肿瘤统称为肉瘤（sarcoma）；也有少数恶性肿瘤不按上述原则命名，如肾母细胞瘤、恶性畸胎瘤等。一般人们所说的"癌症"习惯上泛指所有恶性肿瘤。癌症是一种全身性代谢紊乱性疾病，是一种慢性病，是各种促癌因子日积月累损伤人体的结果。

1. 癌症的主要病因

1）外邪侵袭：风、寒、湿、燥、火等六淫之邪侵入人体，未及时祛除干净，伏藏于脏腑、经络某处，成伏邪暗损机体，这是恶性肿瘤发生的第一步。随饮食进入的寒、热、湿之邪或内生寒、热、湿、痰、瘀等同样可以伏藏于某处暗损机体。

致癌物质侵袭：已经发现自然原生态物质有小部分可以诱发恶性肿瘤，譬如含马兜铃酸的植物、烟草烟雾、亚硝酸盐等；但更多致癌物质来源于工业化生产行为，譬如苯并芘、萘胺、联苯胺等。这些致癌物侵袭人体会直接诱发恶性肿瘤。

2）射线损伤：阳光中的紫外线、X线、核辐射等都可以诱发细胞突变引发恶性肿瘤。

3）饮食不节：食物摄入、消化、吸收是一个十分复杂的物理、化学过程，过多摄入食物，首先会增加代谢负担，其次浊化内环境。如果食物本身不够健康，问题会更严重，进一步增加罹患恶性肿瘤风险。饮食与六淫、内生之邪常常交织为病。研究表明绝大部分恶性肿瘤的发生、发展都与不健康饮食相关，与消化系统的肿瘤发生相关性更大。

4）情志不畅：心理、情绪因素在恶性肿瘤的发生过程中常扮演重要角色。豁达、宽恕、积极、乐观、助人为乐等正面情绪可以提高免疫力；而负面情绪，包括内在焦虑、怨恨、嫉妒等，都会损害免疫力，诱发恶性肿瘤。

5）遗传基因：研究已经发现很多恶性肿瘤的发生与基因相关，与抑癌基因、癌基因失衡及相关调节失衡相关。基因问题是遗传问题，但基因改变也是外感、饮食、情绪等因素慢慢内化、沉淀积累所致，所以基因因素看似是内因，但归根到底还是外因。

近年来儿童肿瘤的发病率明显上升，发病率已经达到万分之一以上，而且各个年龄段包括新生儿期都有可能患肿瘤，发病率最高的年龄段是在 3～10 岁。儿童肿瘤谱和成年人大不一样，儿童肿瘤主要分实体瘤和血液系统肿瘤两大类。血液系统肿瘤最常见的是各种白血病和淋巴瘤，与成年人区别不大，但儿童所患实体瘤的病种与成人区别很大，甚至很多病种在成人中根本没有。其中最常见的实体瘤是母细胞瘤，包括神经母细胞瘤、肾母细胞瘤、视网膜母细胞瘤等。此外，比较常见的实体瘤还有尤文氏肉瘤、骨肉瘤和颅内肿瘤等。在成年人中最常见的肺癌、肝癌、大肠癌和乳腺癌等，在儿童中虽有发生，但比例极小。与成年人肿瘤发病受多种因素影响不同，儿童患肿瘤多由基因突变引起，而这种基因突变的主要原因是"爸妈没给孩子留下一个好底子"。现代研究表明，各种母细胞瘤与父母家族的遗传有很大关系，尤其是肾母细胞瘤、视网膜细胞瘤等，都可在患儿的家族中找到相关遗传病例。流行病学调查还发现，如果孩子的父母长期接触某些化学物质（如油漆、石油产品、溶剂、农药等），特别是母亲在妊娠期间接触电磁、离子辐射，或母亲吸烟（或接受二手烟）等原因，都会使发育中的胎儿受到损伤，从而增加孩子患肿瘤的可能。此外，怀孕期间服用某些药物尤其是激素类药物，也可能使胎儿的细胞染色体携带致病基因，在一些不良因素的作用下，也会提高孩子肿瘤的发生概率。因此预防自己的肿瘤要从现在、从自己做起，预防儿童肿瘤首先要从父母做起。

6）正气虚弱：从宏观、微观上看，恶性肿瘤的发生都是免疫失衡，就是免疫系统未能阻止癌细胞发生、发展，从中医角度看就是因为正虚邪侵，其中正虚以气虚为主。

7）促癌微环境及"癌毒"生成：最初侵入的邪气是局限、伏藏在某脏腑、经络中的某处或大或小的罅隙，这些罅隙既是脏腑、组织和经络活动的空间和气血运行的通道，也是吸收和回收脏腑、组织产生的废物的渠道，但也是容易藏污纳垢之所。当热、湿、痰、瘀等邪气积聚其中而不得祛除时，就会形成类似自然中腐烂沼泽的人体"腐沼"，腐浊之气弥漫其间，这种污浊之邪是多种邪气混合之邪，局限于"腐沼"之内，必定互相冲击、杂合，日久产生出特异性的致癌物质——"癌毒"，即促进肿瘤发生的特异性因素。

8）失于预防：恶性肿瘤的发生是在多重外因、内因共同刺激下，历经较长时间的一系列病理变化的慢性过程，病因可甄别，病理阶段有症状或指标，只要及时规避外因、内因，或在不同病理阶段恰当纠正病理进程，就可以预防或阻断恶性肿瘤发生。若失于预防，则会导致恶性肿瘤最终发生。

2. 癌症发生的宏观、微观机制

主流西医观点认为，癌症的发生机制是各种致癌因子刺激，导致某些基因突变或扩增，激活或失活，引起癌基因、抑癌基因失衡，癌基因获得优势，同时一系列细胞分裂、增殖相关传导信息发生改变，最终导致细胞恶性增殖，并逃脱免疫监控，形成癌细胞、肿瘤。一些分子靶向治疗药物就是基于这一认识产生的，已经在临床应用，在适应范围内的病例可以获得明显的短期效果，缩小瘤体，甚至使瘤体消失，但最终患者都会产生耐药性。西医的主流观点是在微观病机阐释上的一次历史性的飞跃，但其没有完全解释清楚为什么基因就会突变、扩增、激活或失活，为什么就形成了癌症，瘤体组织是什么生理性质或病理性质，其对癌症的宏观、整体机制就更缺少认识了。

癌症的发病机制，中医也有很多现行观点，主要观点是寒、热、湿等外邪侵入人体，或饮食导致湿、热、痰浊滋生，正气虚弱不能及时、彻底祛除这些邪气，邪气熏蒸、瘀积日久，滋生"癌毒"，湿、痰、瘀、热毒互结而成癌肿。此观点从宏观上论述了癌症的发病机制，但失之于模糊，缺少微观机制的表述。另外，该观点没有认识清楚癌肿的"脏腑属性"。

其实癌症发生机制大致如下，外界六淫之邪侵袭人体（就是感染、寒、热、电离或辐射、化学物质等的侵入、损伤），主要有三种结局：①邪气旺盛，较快战胜正气，感染者死亡。②正气旺盛，战胜邪气，自愈；或者在药物或其他方法的帮助下战胜或祛除邪气，痊愈了。③邪气长久滞留机体，如果部位比较多或比较大，就形成了病位广泛的慢性病，比如风湿病、银屑病。④邪气未被祛除干净，但总量比较少，正气将其限制在机体某处，此处是正气相对虚弱的人体罅隙（正虚），形成伏邪（邪侵），暗暗持续损害该处机体（积损）；各种伏邪久蕴其间，滋生"癌毒"（特异性促癌因子的总称），受损组织在持续修复过程中，被"癌毒"刺激应激而形成癌细胞、癌肿。换一句话说，就是整体正虚（免疫力不足）无力祛邪外出，邪气会被限制在机体某个虚弱、罅隙之处，正邪斗争会集中在此处，此处微环境险恶（可以概括为"逆境"），适应性地形成了癌细胞、癌肿（适应逆境的生存结果）。虽然是暂时有利于局部的适应性代偿，但最终还是会发展成危害整体生存的不可逆病变。至于基因、传导信息的改变只是这一宏观过程得以进行的微观路径执行。

3. 肿瘤标志物

肿瘤标志物（tumor marker）是反映肿瘤存在的化学类物质。它们可以分为不同种类，有的不存在于正常成人组织而仅见于胚胎组织（肿瘤组织会呈现胚胎化改变），有的在肿瘤组织中的含量大大超过在正常组织里的含量，它们的出现或含量增加预示着肿瘤可能出现。

肿瘤标志物主要有以下几类：①癌胚蛋白（oncofetal proteins）类是胚胎化的肿瘤细胞产生的，如甲胎蛋白、癌胚抗原、胰胚胎抗原等；②肿瘤相关抗原（tumor – associated antigens）是肿瘤组织特有的，如 CA19 – 9、CA12 – 5、CA15 – 3、CA50、组织特异性抗原（PSA），在特定肿瘤的诊断方面具有较高的准确性；③酶（enzyme）是肿瘤组织分泌比正常组织多的物质，如乳酸脱氢酶、神经元特异性烯醇化酶、前列腺酸性磷酸酶、端粒酶等；④特殊血浆蛋白（special serum proteins）是肿瘤组织比正常组织产生多的物质，如 β_2 – 巨球蛋白、本周蛋白、热休克蛋白 90α（HSP90α）；⑤激素（hormone）是某些肿瘤异常分泌的，如降钙素、绒毛膜促性腺激素、促肾上腺皮质激素；⑥肿瘤相关基因及其产物，如原癌基因、抑癌基因、相应的信息蛋白或其他产物等。

4. 诊断

诊断是否发生肿瘤需要结合病史、临床症状、影像学、肿瘤标志物进行综合判断，对那些症状、各种指征不典型的患者，尤其需要综合分析。肿瘤的辅助诊断方法主要有生物物理学、组织细胞学、生物化学、染色体或基因检测四大类。常规的生物物理诊断方法主要是影像学诊断，如 CT、MRI、B 超及 X 光、核素显像等，这些诊断方法只能发现直径 $1 \sim 2 \text{cm}$ 的肿瘤，但实际上一个肿瘤细胞能倍增至如此大小，约有 10^9 个细胞，至少需五年甚至更长时间。细胞学的检查主要包括脱落细胞或组织液找细胞检查、病理组织切片，这需要获得标本（内镜刷片或活检、穿刺、手术或获得有癌细胞的组织液）进行检测，然而只有瘤体长到一定体积或成熟到一定程度才可能获得标本。生物化学检测主要是肿瘤标志物检测，只有当肿瘤细胞产生的标志物释放到血液或组织液中才有可能被检测到，如果肿瘤微小或者被周围组织"密封"，其产生的标志物释放不到血液或组织液中，或者释放量非常少，我们就检测不到异常。染色体或基因检查包括肿瘤染色体查找、肿瘤相关基因检测，染色体或基因检查同样要获得有肿瘤染色体的组织液或瘤体组织。组织细胞学、染色体检测是确诊性检测，影像学检查、肿瘤标志物检测可以帮助确诊，基因检测主要用于确诊后的深入检查，譬如基因变异类型或位点，也用于预警、诊断性检测。单项看影像学检查、肿瘤标志物检测、基因检测，对于肿瘤早期发现、高危期的界定的诊断价值都不是非常高，但综合利用有一定价值。

但不管如何，肿瘤标志物是诊断或排除肿瘤的必查项目之一，不同肿瘤有不同的特异性标志物，可以根据体检或者针对性排查某种肿瘤的需要，选择相应肿瘤标志物检查组合。已经罹患肿瘤的人的肿瘤标志物检测值可能并不升高，一些炎症或者细胞异型变（细胞因老化或损伤出现微观形态变化）也会引起某些肿瘤标志物检测值轻度升高，这就需要综合分析再做出诊断。无论是什么原因引起的肿瘤标志物检测值升高，要尽量诊断清楚，然后有针对性地治疗、预防或观察。

第二节　肿瘤高危人群、高危期与
中医预防思维

1. 肿瘤的高危人群

肿瘤高危人群就是相对容易罹患肿瘤的人群，有如下特征的人容易罹患肿瘤。

1）上辈或隔辈直系亲属有罹患恶性肿瘤病史。

2）贪吃，无饮食禁忌者。

3）缺少锻炼，肥胖者。

4）生活富裕，常年使用空调，出汗少者。

5）不喜欢吃蔬菜、水果、粗粮，便秘者。

6）性格内向，长期内心有压抑者。

7）有慢性感染性疾病，不治疗或治疗不当者。

8）健康素养差，从不注意健康生活方式者。

9）善妒忌，喜欢攀比，极度自私或沽名钓誉者，内心阴暗者。

10）有职业污染者，或饮食、饮水不健康者。

11）高压力或者长期缺睡眠者。

2. 肿瘤的高危期辨识

肿瘤高危期就是相比一般健康人，其肿瘤发病概率大大提高了，但在肿瘤尚未真正形成的生理病理阶段，这个时期可能主要是功能异常，无法检测到具体的形态异常，也可能已经出现形态异常。癌前病变阶段指已经出现了具体的组织形态异常，这种形态异常是一种癌前病变。肿瘤高危期包括癌前病变期，"癌毒"是肿瘤发生、发展的特异性致病因子，界定肿瘤高危期的标准方法就是判定是否出现"癌毒"。我们可以从下面几点辨识肿瘤高危期是否到来（注：本文将长期界定为半年到一年）。

1）有长期邪侵或内生邪气的伏藏症状（邪伏）。"癌毒"源于多种邪气侵体或内生，内伏体内某处"腐沼"，久蕴滋生而成。邪伏体内，机体多有功能异常或祛邪外出的应激行为，譬如肺系的慢性咳嗽，消化系的腹胀、厌食、大便异常，泌尿系的尿血，妇科的红带或黄带等。

2）长期不明原因的体重异常或热感异常（能量代谢异常）或自汗、盗汗。

3）长期神疲、乏力，多是气虚或湿困的征象，气虚是滋生"癌毒"的常见内因，湿邪是滋生"癌毒"的常见邪气之一。

4）长期处于负面情绪状态（情志异常），或者长期出现不明原因睡眠异常或噩梦、怪梦（情志异常、正邪纠结不解）。

5）长期咽喉部感觉异常（伏邪外显），如咽干、咽痒、黏腻、疼痛或异物感等，咽喉与十二经络均有络属，是脏腑"窗口"之一，任何脏腑异常都有可能在咽喉部"外显"，咽部出现上述症状并长期存在，表明体内邪气蕴结较久，有可能已经滋生"癌毒"。

6）排除运动系统疾病的局部邪聚性的疼痛或麻木（正邪纠结不解）。

7）长期舌质红、淡胖或紫暗，或舌底脉络迂曲紫暗，舌苔白腻或黄腻，脉涩、数或滑（伏邪外显）。

8）局部慢性炎症病灶（正邪纠结不解）。

9）肿瘤标志物检测值轻度异常（正邪纠结不解）。

10）影像学检查见性质不明确的结节性病灶。

11）有长期致癌物接触史。

12）有恶性肿瘤家族史。

每条按 1 分计，总分 12 分，如果一个人占了 6 项，达 6 分，就表明其至少已经具备邪伏、气虚、体质异常、代谢异常、伏邪外显、正邪纠结不解六个条件，已形成"癌毒"，进入恶性肿瘤形成前的癌前病变高危期，甚至有可能已经形成微小癌肿（原位癌）。

3. 肿瘤的中医预防思维

一般或普适性预防主要是纠正不良生活方式，可以结合中医药防治，具体做法如下。

1）规避危险因素：如吸烟、空气污染、职业粉尘接触、电离环境等。

2）调整饮食：要多素少荤，多吃粗粮、水果、蔬菜等。

3）保证充足睡眠，坚持适量锻炼。

4）积极治疗慢性病，选择中医治疗。

5）畅达心胸，与世为善，减少嫉妒、小气、贪婪等纠结心态。

6）心情愉快地工作、生活。

7）定期体检。

针对性预防：防治的基本思路是祛邪，清毒，扶正；辅以通络涤瘀，使邪、毒有出路，清除促进癌细胞、癌肿发生发展的内环境。通、清、消等法都可以用，"通"得过一点不要紧，最多只是使邪气流散，接着继续设法祛除就可以了，扶正是为了助力祛邪、清毒，最终就可以"邪、毒去而沼清"，减缓局部正邪纠结之态，消除癌症生成的局部环境，达到预防、中断恶性肿瘤发生、发展的目的。根据湿、痰、热、寒、燥等不同邪气选用祛邪药，祛邪方法参考汗、吐、下、温、清、消、和、涤痰、化瘀等法，根据邪气主要位置选择祛邪出路。

第三节　甲状腺癌的高危期辨识与预防

甲状腺癌（thyroid cancer，TC）是最常见的内分泌恶性肿瘤，约占全身恶性肿瘤的1％。甲状腺癌包括分化型和未分化型两种，分化型甲状腺癌指的是乳头状和滤泡状甲状腺癌，其中乳头状癌（papillary thyroid cancer，PTC）占绝大多数（约86％），且所占比例仍在持续上升。

1. 甲状腺癌的常见症状

甲状腺癌患者可有情绪异常、热感异常、咽喉部异物感、甲状腺出现肿块等表现。

2. 甲状腺癌的主要危险因素

1）地理因素：全世界甲状腺癌的发病率和死亡率均存在着明显的地区差异，例如沿海地区高于内陆地区；东部地区高于中西部地区；经济发达地区高于经济欠发达地区，大城市发病率明显高于农村；Gabriella 等报道在火山活动活跃的地区，甲状腺癌的发病率高于其他地区，如夏威夷、菲律宾和冰岛是全世界甲状腺癌高发的三个地区，而三个地区共同的地理特征是都处于火山多发地带；另外，长期进食海产品地区的甲状腺癌发病率，较无此饮食习惯的地区要高。

2）种族、性别、体重因素：白人、黑人发病率的增长速度较黄种人快；甲状腺癌更好发于女性，女性患者的增长速度高于男性患者，男女发病率比例约为1：3；对法国40～65岁妇女的研究发现，其BMI每增加$5kg/m^2$，患甲状腺癌的风险增加20%，对美国50～71岁的男性和女性的研究发现，超重（BMI＝25～29.9）或肥胖（BMI≥30）的人患甲状腺癌的风险增加，相对风险为1.27。

3）放射性辐射：暴露于放射性辐射是促进甲状腺癌发生的一个较为明确的危险因素，核武器或核电站产生的放射性物质以及医疗检查（X射线、CT等）是放射性辐射的主要来源。

4）碘摄入异常：碘摄入量过多或者不足都可能是甲状腺癌的重要危险因素。

5）感染：研究结果显示，甲状腺癌患者感染EB病毒的概率要高于甲状腺良性肿瘤患者，特别是分化型癌患者的感染率较高，但与其他病理类型的差异并不具有统计学差异，提示感染EB病毒可能与甲状腺癌的发生具有关联性。

6）甲状腺慢性炎症：甲状腺乳头状癌患者中桥本氏甲状腺炎的发生率较高，这些患者通常具有明显结节，其中44%是在偶然体检中发现。这说明两者之间存在一定的相关性，推测可能是桥本甲状腺炎这一自身免疫性疾病在其发生发展的过程中，甲状腺滤泡上皮细胞因受自身免疫性机制的攻击被广泛破坏，从而异常增生，最终导致部分患者癌变。

7）情志异常：长期情志抑郁是甲状腺癌的危险因素。

8）遗传因素：直系亲属罹患癌症者是危险因素之一。

9）空气污染：建筑尘埃、大气污染以及油烟尾气等是促使甲状腺癌发生的因素。

3. 甲状腺癌标志物

甲状腺癌常用标志物包括甲状腺球蛋白（Tg）、甲状腺球蛋白抗体（TgAb）、降钙素（Ctn）、癌胚抗原（CEA）和促甲状腺激素（TSH）。其中，Tg 和 Ctn 最常用于分化型甲状腺癌的术后评估和甲状腺髓样癌的诊断及随访，能够覆盖约 95% 的甲状腺癌。

4. 甲状腺癌的高危期辨识

1）长期颈前部甲状腺周围有不舒服感觉。

2）长期不明原因的体重异常或热感异常（能量代谢异常），或自汗、盗汗。

3）长期神疲乏力（气虚），长期出现不明原因睡眠异常或噩梦、怪梦（情志异常、正邪纠结不解）。

4）长期情绪异常，譬如易怒、心烦、专注力下降等；

5）长期咽喉部感觉异常（伏邪外显），如咽干、咽痒、黏腻、疼痛或异物感等。

6）局部邪聚性的疼痛或麻木（正邪纠结不解）。

7）有恶性肿瘤家族史。

8）长期舌质红、淡胖或紫暗，或舌底脉络迂曲紫暗，舌苔白腻或黄腻，脉涩、细数或滑（伏邪外显）。

9）患有任意一种甲状腺炎（正邪纠结不解）。

10）上述任意一种甲状腺标志物检测值轻度异常（正邪纠结不解）。

11）B超或核磁检查见性质不明确的微小甲状腺结节性病灶。

12）有长期空气污染暴露史或致癌物接触史。

每条按1分计，总分12分，如果一个人达到了6项，达6分，就表明其属于甲状腺癌癌前病变高危期，甚至有可能已经形成微小癌肿。

5. 甲状腺癌的高危期预防

在一般预防方法中，畅达情志、平衡膳食最重要，其他参考前文。平时膳食中要保持一定量的海产品摄入，紫菜蛋汤是一道很好的保护甲状腺的汤饮。

针对性预防主要有两种方式，一是手术切除或用消融术消融微小结节，二是中医综合调治。中医调治方法主要包括祛邪、清肺利咽、疏肝解郁、清毒、软坚散结。

【参考文献】

［1］季永. 超声检查诊断与鉴别诊断甲状腺结节临床评价［J］. 中国城乡企业卫生，2019，34（01）：128－129.

［2］王桂宁，房艳.超声诊断甲状腺占位性病变的临床意义［J］.临床合理用药杂志，2018，11（35）：169－170.

［3］王晋平，赵大庆，宋勇莉，等.内镜辅助下甲状腺结节手术93例发病特点及相关因素的回顾性分析［J］.山西医科大学学报，2015，46（09）：930－933.

［4］韩婧，康骅.甲状腺癌的发病现状及影响因素［J］.实用预防医学，2018，25（07）：894－897.

［5］赵星球，杜玉开.甲状腺良、恶性结节发病的影响因素及其Ordinal回归分析［J］.中国社会医学杂志，2017，34（03）：245－249.

［6］王昆.甲状腺结节相关危险因素的流行病学调查研究［D］.南京中医药大学，2016.

［7］王佳峰.甲状腺癌发病相关危险因素分析［A］.浙江省医学会肿瘤外科学分会（Zhejiang Association of Surgical Oncology）.2015浙江省肿瘤外科学术年会暨首届钱江国际肿瘤外科高峰论坛论文汇编［C］.浙江省医学会肿瘤外科学分会（Zhejiang Association of Surgical Oncology）：浙江省科学技术协会，2015：3.

［8］李卫东，刘冬梅，何洪芹，等.甲状腺癌的发病因素、生存率及影响因素的分析［J］.中国实用医药，2011，6（27）：123.

［9］李贺，张凯华，杨家慧，等.甲状腺癌标志物的研究进展［J］.转化医学电子杂志，2018，5（01）：57－62.

［10］邱杰，孙彦．肿瘤标志物检测在甲状腺癌临床诊治中的意义［J］．山东大学耳鼻喉眼学报，2016，30（02）：28－31.

［11］高明，郑向前．甲状腺癌过去与未来十年［J］．中国肿瘤临床，2018，45（01）：2－6.

［12］孙臻峰．甲状腺微小癌的发现与处理［A］．中国抗癌协会头颈肿瘤专业委员会．2011 国际暨全国第十一届头颈肿瘤学术大会论文汇编［C］．中国抗癌协会头颈肿瘤专业委员会：中国抗癌协会，2011：5.

［13］傅国藩．甲状腺癌 81 例临床误诊原因分析［J］．南通医学院学报，1995（03）：450.

第四节　喉癌、鼻咽癌的高危期辨识与预防

咽腔、喉腔是以会厌为相对分界，却又相互连通、部分重叠的口腔后腔隙，喉事关发声、呼吸，始于会厌，以声带分隔为上下相邻腔隙；咽事关吞咽，是鼻腔后端至食管入口稍下的腔隙。喉腔部的常见恶性肿瘤是喉癌，咽腔部常见恶性肿瘤是鼻咽腔处的鼻咽癌（nasopharyngeal carcinoma，NPC），二者同处一腔，病因共性较多，故同章讨论。

1. 喉癌、鼻咽癌的常见症状

喉癌在我国发病率相对较低，但随着空气污染加重，喉癌的发病率有逐年增高的趋势。喉癌症状因发病部位和病期而异。声门上癌早期多无症状或仅有咽部不适感、异物感，随着病期的进展，可出现咽痛、声嘶；声门癌病灶位于声带，故早期即可出现声嘶，且进行性加重，与一般咽喉炎所致的声嘶不同，随着病期的进展，癌肿侵犯声带、室带、梨状窝进而影响吞咽动作的协调性，若肿瘤表面破溃或肿块阻塞声门造成喉室狭窄等，可出现呛咳、咳血丝痰、呼吸困难等症状；声门下癌早期多无症状，当癌肿侵犯声带时可出现声嘶，堵塞气管和喉室可出现呼吸困难。各型喉癌均可出现颈部淋巴结转移及远处

转移，部分患者以颈部淋巴结转移及远处转移为首发症状。

鼻咽癌占我国头颈部恶性肿瘤的发病率首位，症状复杂多变，可表现为颈部肿块、头痛、回缩性血涕、鼻塞、鼻出血、耳闷或耳鸣或耳聋、复视、面肌麻痹、声嘶等。

2. 喉癌、鼻咽癌的主要危险因素

吸烟或空气污染、饮酒、慢性喉部炎症、多语耗气工作、谷胱甘肽转移酶基因缺失是中国人喉癌发病的危险因素，其中感染 EB 病毒、职业性接触有害物、吸烟、空气污染、鼻咽疾病史、家族癌症史、食用腌制食品和居室烟雾是我国鼻咽癌发病的主要危险因素。

3. 喉癌、鼻咽癌标志物

（1）喉癌标志

1）胸苷激酶（TK）：胸苷激酶主要有两种同工酶，即 TK1 和 TK2。高水平的 TK1 主要存在于胎儿组织和成人的增殖细胞质中，非增殖细胞和健康人血清中，TK1 的含量极微或检测不到。

2）鳞状细胞癌相关抗原（SCC）：它不是由单一物质组成，至少有 2 个同源性非常高的基因 SCCA1、SCCA2 编码。SCCA1 编码产物位于细胞内，呈中性，SCCA2 编码产物为酸性，易于释放到细胞外。正常鳞状上皮细胞表达 SCCA1，而喉癌患者因 SCCA2 编码的酸性产物合成亢进使其在血液中的

浓度升高。SCC 主要存在于鳞状上皮细胞的胞浆中。癌胚抗原（CEA）、糖类抗原 19 – 9（CA19 – 9）、糖类抗原 72 – 4（CA72 – 4）和细胞角蛋白 19 片段抗原（CYFRA21 – 1）在喉癌患者的早期辅助诊断中具有一定的价值。CYFRA21 – 1 和 SCCAg 的诊断价值最高。

（2）鼻咽癌标志物

1）EB 病毒抗原的特异性抗体：目前已广泛用于临床的有血清 VCA – IgA、VCA – IgM、VCA – IgG、EA – IgA、EA – IgG、EBNA1 – IgA、EBNA – IgG 等抗体的检测，VCA – IgA 阳性率达 91.0%，EA – IgA，EA – IgG 抗体的灵敏度低于 VCA – IgA，但特异度高于 VCA – IgA，三项指标的联合测定能够有效地降低漏诊率和误诊率，其中任意两项呈阳性的患者是鼻咽癌高危人群。

2）抗 EB 病毒特异性胸腺嘧啶脱氧核苷激酶（TK）抗体：TK 是一种催化胸苷磷酸生成胸苷酸的酶，在 DNA 的合成调控中起重要作用，人血清中针对 EB 病毒编码 TK 的 IgA 抗体是一个良好的鼻咽癌标志物，与 VCA – IgA 和 EA – IgA 相比，具有更高的检测灵敏度和相似或更高的特异性。

3）抗 EB 病毒编码的 Z 蛋白（Zebra）抗体和 Rta 蛋白抗体：Zebra 蛋白是调节 EB 病毒从潜伏状态进入复制状态的关键蛋白质，Rta 蛋白是 EB 病毒进入裂解复制状态必需的激活元件，研究表明二者在鼻咽癌的发生发展中起重要作用。

4）EB 病毒 DNA：是一种良好的鼻咽癌标志物，可广泛用于鼻咽癌早期诊断、临床分期、疗效监测、预后判断等各个方面。

5）与鼻咽癌相关的微小 RNA（microRNA）：是一种内源性非编码小 RNA，调节细胞的分化、增殖和凋亡，影响疾病的发生发展。研究报道 miR29c 在鼻咽癌患者血清中的低表达，可能与鼻咽癌的发生、发展和侵袭转移有关，在研究鼻咽癌的早期诊断、预后判断以及基因治疗方面可能具有重要价值。

4. 喉癌、鼻咽癌的高危期辨识

1）长期容易鼻塞、感冒、偏头痛（排除颈椎病）、鼻涕带血或痰中带血；或者咽干、咽痒、声音改变、咳嗽、咳痰。

2）慢慢消瘦或肥胖或自感发热或自汗、盗汗。

3）长期神疲、乏力（气虚）。

4）经常烦躁、易怒或悲观、忧郁。

5）长期吸烟，嗜酒，或长期多语工作，或有职业污染或居家污染或空气污染。

6）有不良饮食、作息习惯。

7）长期出现不明原因睡眠异常或噩梦、怪梦。

8）长期舌质红、淡胖或紫暗，或舌底脉络迂曲紫暗，舌苔白腻或黄腻，脉涩、数或滑（伏邪外显）。

9）对应肿瘤标志物检测值异常（正邪纠结不解）。

10）咽喉腔内长期有慢性炎性病灶，或颈部有炎性淋巴结肿大。

11）咽喉镜见性质不明确的增生性病灶。

12）有恶性肿瘤家族史。

每条按 1 分计，如果一个人占了 6 项，达 6 分，就是癌前病变高危期，甚至有可能已经形成微小癌肿。

5. 喉癌、鼻咽癌的高危期预防

（1）一般预防

1）少烟酒。

2）避免职业性污染、环境污染、放射污染。

3）喝茶。

4）多吃蔬菜、水果、粗粮。

5）坚持锻炼，保证睡眠。

6）提高思想境界，保持乐观心情。

7）预防感冒，及时治疗感冒。

（2）针对性预防

1）积极用中医治疗咽喉部慢性炎症。

2）积极用中医治疗肺部及消化系统慢性疾病。

3）定期检查相应肿瘤标志物。

【参考文献】

［1］邵隽，李爱东，黄育北，等．中国人群吸烟与喉癌关系的 Meta 分析［J］．中国健康教育，2013，29（08）：699 - 703.

［2］耿敬．中国人群喉癌影响因素的 Meta 分析［A］．上

海市护理学会．第二届上海国际护理大会论文摘要汇编［C］．上海市护理学会：上海市护理学会，2014：1．

［3］冯长生，张杰武．喉癌患者肿瘤标志物的检测意义［J］．齐齐哈尔医学院学报，2011，32（19）：3088－3089．

［4］彭汉伟，杨熙鸿，陈伟正，等．喉癌误诊原因分析［J］．临床肿瘤学杂志，1999，4（02）：17－19．

［5］董维刚，袁媛，郭宏庆，等．喉癌早期误诊的相关因素研究［J］．实用癌症杂志，2002，17（05）：510－511．

［6］马冠生．防癌食物知多少？［N］．中国医药报，2014－09－22（008）．

［7］韩淼，周长明，思超，等．喉癌患者血清中SCCAg、CEA、CA19－9、CA72－4和CYFRA21－1的检测及意义［J］．实用癌症杂志，2017，32（09）：1434－1437．

［8］牛开元．喉癌、下咽癌患者血清SCCAg、CEA、CA199、CA724和CYFRA21－1含量检测及临床意义［D］．安徽医科大学，2013．

［9］陈映辉，丁文华，万华，等．82例鼻咽癌患者的首发症状与诊断分析［J］．中国现代医学杂志，2015，25（04）：107－109．

［10］姜锋，胡福军，李斌，等．鼻咽癌的误诊因素分析及对策［J］．中国肿瘤临床，2012，39（24）：2026－2028＋2035．

［11］秦铀，胡彦，杨辰苏，等．鼻咽癌血清生物标志物研究新进展［J］．中国癌症防治杂志，2017，9（04）：272－276．

［12］钟丽婷，彭卫卫. 血液标志物对鼻咽癌预后的研究进展［J］. 广东医学，2017，38（19）：3052 – 3054.

［13］朱宏明，尹丽，何侠. 鼻咽癌相关分子标志物的研究进展［J/OL］. 肿瘤学杂志，2019，25（02）：82 – 85［2019 – 01 – 23］.

［14］王琛烨，孔丽敏，杨玉燕，等. 温州农村及城市鼻咽癌相关影响因素调查［J］. 中国公共卫生管理，2018，34（06）：737 – 740.

第五节　肺癌的高危期辨识与预防

　　肺癌是全球发病率和死亡率最高的恶性肿瘤。肺癌按组织细胞类型分为鳞癌、腺癌、腺鳞癌、大细胞癌，合称非小细胞肺癌，占肺癌患者的80%以上，另外还有小细胞肺癌。由于肺癌发生、发展的隐蔽性及患者的疏忽，以致发现者多为中晚期，疗效不佳。事实上，肺癌不但早期有症状，即使在肺癌发生之前的癌前高危期阶段也有症状和指标，除了平常普适性的预防措施外，发现、界定癌前病变期人群，进行针对性干预是预防肺癌比较好的策略之一。

　　1. 肺癌的常见症状

　　1）咳嗽、咳痰：咳嗽是最常见的症状，以咳嗽为首发症状者占35%~75%。肿瘤生长于管径较大、对外来刺激敏感的支气管黏膜时，可产生类似异物样刺激引起的咳嗽，典型表现为阵发性刺激性干咳，一般止咳药常不易控制。肿瘤生长在较细小的支气管黏膜时，咳嗽多不明显，甚至无咳嗽。咳痰多是泡沫性痰液或少量黏痰。

　　2）痰中带血或咯血：痰中带血或咯血亦是肺癌的常见症状，以此为首发症状者约占30%。因为肿瘤组织血供丰富，质地脆，所以剧咳时易致血管破裂而出血，咳血亦可能由肿瘤局部坏死或血管炎引起。肺癌咳血的特征为间断性或持续性、反复少量的痰中带血丝，或少量咯血。

3）咽喉部不适：咽部是肺的"窗口"，肺癌早期或高危期会出现咽干、咽痛或声音嘶哑等长期不适症状。

4）胸痛：以胸痛为首发症状者约占 25%。患者常表现为胸部不规则的隐痛或钝痛。大多数情况下，周围型肺癌侵犯壁层胸膜或胸壁，可引起尖锐而断续的胸膜性疼痛，若继续发展，则演变为恒定的钻痛。难以定位的轻度胸部不适有时与中央型肺癌侵犯纵隔或累及血管、支气管周围神经有关，而有 25% 的恶性胸腔积液患者诉胸部钝痛。

5）少量性质不明胸腔积液：少部分患者早期出现少量胸腔积液，若抽检成功，有可能找到癌细胞。

6）肺部 CT 发现性质不明小结节。

2. 肺癌的主要危险因素

1）吸烟：目前认为吸烟是肺癌最重要的高危因素，烟草中有超过 3000 种化学物质，其中多链芳香烃类化合物（如苯并芘）和亚硝胺均有很强的致癌活性。多链芳香烃类化合物和亚硝胺可通过多种机制导致支气管上皮细胞 DNA 损伤，使得癌基因（如 RAS 基因）激活和抑癌基因（如 p53、FHIT 基因等）失活，进而引起细胞的转化，最终癌变。

2）职业性有害物质吸入：估约 10% 的肺癌患者有环境

和职业接触史。现已证明以下 9 种职业环境致癌物会增加肺癌的发生率：铝制品的副产品、砷、石棉、二氯甲醚（bis - chloromethylether）、铬化合物、焦炭炉、芥子气、含镍的杂质、氯乙烯。长期接触铍、镉、硅、福尔马林等物质也会增加肺癌的发病率，空气污染，特别是工业废气均能引发肺癌。

3）肺部慢性炎症：如肺结核、支气管扩张症等慢性感染患者，或者慢阻肺、肺纤维化等慢性肺部炎症患者，支气管上皮在慢性感染或炎症过程中可能化生为鳞状上皮致使癌变。

4）大气污染：石油、煤和内燃机等燃烧后和沥青公路尘埃产生的含有苯并芘致癌烃等有害物质污染大气有关。大气污染与吸烟对肺癌的发病率可能互相促进，起协同作用。

5）电离辐射：肺脏是对放射线较为敏感的器官。电离辐射致肺癌的最初证据来自 Schneeberg - joakimov 矿山的资料，该矿内空气中氡及其子体浓度高，诱发的多是支气管的小细胞癌。美国曾有报道开采放射性矿石的矿工 70% ～80% 死于放射引起的职业性肺癌，以鳞癌为主，从开始接触到发病时间为 10～45 年，平均时间为 25 年，平均发病年龄为 38 岁。氡及其子体的受量积累超过 120 工作水平日（WLM）时发病率开始增高，而超过 1800WLM 则更显著增加达 20～30 倍。将小鼠暴露于这些矿山的气体和粉尘中，可诱发肺肿瘤。日本原子弹爆炸幸存者中患肺癌者显著增加。Beebe 在对广岛原子弹爆炸幸存者终身随访时发现，距爆心小于 1400m 的幸存者较距爆心 1400～1900m 和 2000m 以外的幸存者，其死于肺癌者的数量明显增加。

6）遗传等因素：家族聚集、遗传易感性以及免疫功能降低，代谢、内分泌功能失调等也可能在肺癌的发生中起重要作用。许多研究证明，遗传因素可能在对环境致癌物易感的人群和/或个体中起重要作用。

3. 肺癌标志物

肺癌相对特异性的标志物有五个，①胃泌素释放肽前体（pro gastrin releasing peptide，Pro - GRP）：可作为小细胞肺癌的诊断和鉴别诊断的首选标志物；②神经特异性烯醇化酶（neurone specific enolase，NSE）：用于小细胞肺癌的诊断和治疗反应监测；③癌胚抗原（carcino - embryonic antigen，CEA）：血清中 CEA 的检查主要用于判断肺腺癌复发、预后以及肺癌治疗过程中的疗效观察；④细胞角蛋白片段 19（cytokeratin fragment，CYFRA21 - 1）：对肺鳞癌的诊断有一定参考意义；⑤鳞状细胞癌抗原（squarmous cell carcinoma antigen，SCC）：对肺鳞癌疗效监测和预后判断有一定价值。CA12 - 5 有时也作为肺癌标志物检查。

4. 肺癌的高危期辨识

1）吸烟史超过 20 年：meta 分析显示无论主动吸烟还是被动吸烟都会促进肺癌发生，68.04% 的男性肺癌是由吸烟引起，26.51% 非吸烟者的肺癌是因为被动吸烟；若年龄 ≥50

岁，香烟暴露量≥20支/日、吸烟年数＞20年，其肺癌发生率较高；如果单从烟龄看，吸烟20年就进入肺癌高危期了。

2）有较长时间职业粉尘接触史或家居污染史：各种职业粉尘是发生肺癌的重要危险因子，研究显示职业有毒有害物质暴露可增加患肺癌的危险性，工作环境中接触各类粉尘、砷、砷、锡、铅、铜、铁、铬、镍、镉、铍、石棉、苯并芘等会增加肺癌发病率。因此毫无疑问，较长时间职业粉尘暴露史是导致肺癌的危险因素之一。一般人三分之的一时间是在家中度过的，家庭生活主要操持者居家时间更长，居家环境和空气污染同样会严重影响呼吸系统健康，研究已经证实居住环境的装修污染及室内油烟等空气污染可增加肺癌的发病风险。因此，居家油烟等污染同样是肺癌危险因子之一。

3）长期肺部慢性炎症状态：这个阶段的主要表现是长期的慢性咳嗽、咳痰，典型者会有痰中带血、胸痛等症状。慢性炎症状态会增加肺癌发病率，譬如，研究已经证实，慢性阻塞性肺疾病（COPD）可以增加患肺癌的风险，是肺癌的重要的独立危险因素，其他慢性炎症状态也类似COPD。即使是致癌物，也是通过慢性炎症环节诱发肺癌，如研究证实，环境致癌物如砷、镍及苯并芘等可通过刺激、维持肺部微环境慢性炎症状态最终导致肺癌。

4）有可疑肺癌癌前肺外症状：肺癌肺外症状五花八门，包括头晕、头痛、头颈部或锁骨上窝淋巴结肿大、厌食、乏力、口干、多饮、多尿、高血钙、低氯、低钠、腰背痛、关节疼痛肿胀、杵状指等，最常见的是关节疼痛肿胀、杵状指。虽然肺癌的肺外症状与肺癌癌前病变期的肺外症状是两回事，但是有理由推测，以肺外症状为首发症状的肺癌患者或其他肺癌患者在肺癌发生之前的高危期同样会先期出现肺外症状，当然有可能其肺外症状也相应比较轻、比较隐蔽。因此，对于有吸烟、职业粉尘污染史或肿瘤家族史的人，一旦出现持续、其他病因无法解释的腰痛、关节肿胀或疼痛，甚至杵状指，要警惕是肺癌前期症状。

5）咽部不适：长期感到咽干、咽部异物感，排除反流性胃食管炎。

6）长期不明原因的体重异常或热感异常（能量代谢异常），或自汗、盗汗。

7）长期神疲乏力（气虚），或者出现长期不明原因睡眠异常或噩梦、怪梦（情志异常、正邪纠结不解）。

8）胸部或后背局部邪聚性的疼痛或麻木（正邪纠结不解）。

9）长期舌质红、淡胖或紫暗，或舌底脉络迂曲紫暗，舌苔白腻或黄腻，脉涩、数或滑（伏邪外显）。

10）影像学检查（胸部 CT、核磁共振、X 光片等）发现肺部有性质不明小结节。张金贵等通过分析既往手术、病理检测结果，发现周围型肺部结节中癌性结节占 79.1%，表明肺癌占结节比例非常高。癌性结节的特点是有毛刺、分叶、质地不均匀或呈中间高密度核、周围晕征象，临床发现有此特征，多表明肺癌已经形成了，要尽量确诊。肺癌结节前身多是非癌性的炎症结节，对于早期临床影像学并没有发现明显癌性特征的结节，多提示处于癌前病变阶段。积极、合理的防治很可能逆转其癌变进程。

11）肺癌特异性标志物指标有一项或两项异常。即癌胚抗原（CEA）、胃泌素释放肽前体（ProGRP）、细胞角蛋白19的可溶性片段（CYFRA21-1）、鳞状细胞癌抗原（SCCA）、神经元特异性烯醇化酶（NSE）至少有一项异常。高滴度的肺癌特异性标志是确诊肺癌的依据之一，但检测值轻微升高并无确切的确诊意义。一般来说，出现低数值的癌性标志物，是细胞开始异形化的表现，是慢性炎症及机体抗损伤能力下降的表现，是机体可能进入癌变程序的预警指标。

12）有肺癌或其他恶性肿瘤家族史：恶性肿瘤本质是基因紊乱疾病，发病后天损伤因素虽然更重要，但确实具有遗传性，且遗传具有随机性，即上辈亲属罹患过某种恶性肿瘤，其下代被遗传的癌基因不一定就是该恶性肿瘤，可以是任何肿瘤相关基因。肺癌患者下一代发生肺癌的概率增加，其他恶性肿瘤患者下一代发生肺癌的概率也同样增加。

12项指标中，若只要占据6项，其异常指征一定涵盖病因、症状、理化检测指标、遗传因素中至少两个方面，就一定是肺癌高危期了。如果出现了第10、第11项，即使没有其他指征，也是肺癌癌前病变阶段。因此，必须要强调两点：第一，处于癌前病变阶段的人并不意味着就会百分之百发展成肺癌，但是发展成肺癌的概率大大超过普通人；第二，癌前病变期是可以逆转的，此时进行防治，一切都来得及。

5. 肺癌的高危期预防

（1）一般预防

1）纠正不良生活方式：现在很多人烟不离手，酒不离口，作息也无规律，这些不良的生活方式都会增加肺癌癌前病变的发生概率，所以应戒烟、少酒、不要熬夜，养成规律的生活作息习惯有助于预防肺癌及其他恶性肿瘤。

2）纠正饮食：狗肉、羊肉、马肉、驴肉、猫肉、猪头、猪脚、猪肝、鹅肉、鱿鱼等食物热量高，助湿热，会恶化体内环境，有助肺癌发生。腌制品、霉变物含有直接致癌物质，尽量不吃这些食物。尽量多吃水果蔬菜，有助排毒。

3）在温暖、空气清洁处锻炼：增强体质是治未病的一个重要举措，但是也要选择合适的环境进行锻炼，在温暖、空气清洁的地方锻炼是对肺部很好的一种保护措施。

4）构建阳光心态："怨毒"是癌症发生的一个重要因素，保持愉快乐观的心情，可以有效预防肺癌的发生。

（2）针对性预防

中药防治：西医对癌前病变只提供一般预防措施，没有药物预防思路和具体做法。中医药不仅能单独治疗肺癌，也能减轻西医治疗手段的并发症或不良反应，而且有一套系统的预防肺癌思维和具体用药方案。有学者长期研究中医药防治肺癌，在长期的临床实践中，有常用防治肺癌癌前病变的一个复方，具体如下。

金荞麦 20g　桑白皮 10g　桔梗 10g　紫菀 15g

猫爪草 10g　浙贝母 10g　半枝莲 15g　白花蛇舌草 15g

百部 10g　甘草 5g　麻黄 2g　白术 15g

茯苓 15g

如果有结节，舌苔白或白腻加法半夏 10g；舌苔黄或黄腻者加重楼 10g；咳血，加仙鹤草 20g、茜草 20g。一般基本疗程为三个月，以结节消除、异常肿瘤标志物指标降至正常范围为标准。

对于处于肺癌癌前病变期的人，无论接不接受中医药治疗，都要定期复查，时间一般为 3～6 个月，以确定病情是否进展或缓解。

【参考文献】

［1］陈万青，郑荣寿，张思维，等．2013 年中国恶性肿瘤发病和死亡分析［J］．中国肿瘤，2017，26（01）：1－7.

［2］刘志强，何斐，蔡琳．吸烟、被动吸烟与肺癌发病风险的病例对照研究［J］．中华疾病控制杂志，2015，19（02）：145－149.

［3］赵辉，谷俊东，许洪瑞，等．中国非吸烟人群被动吸烟与肺癌关系的 meta 分析［J］．中国肺癌杂志，2010，13（06）：617－623.

［4］马莉，高晓虹，王猛，等．肺癌影响因素病例对照

研究［J］. 中国公共卫生，2012，28（01）：90 – 91.

　　［5］郭秀红，王海英. 148 例煤工尘肺并发肺癌死亡患者回顾性分析［J］. 中国实用医药，2014，9（22）：112 – 113.

　　［6］刘志强，何斐，林勇. 居住环境及室内空气污染与肺癌发病关系病例对照研究［J］. 中国公共卫生，2017，33（09）：1340 – 1344.

　　［7］骆柏璜，张蕃昌. 以肺外症状和/或体征首发的肺癌（附 117 例分析）［J］. 江西医药，2010，45（08）：805 – 807.

　　［8］余建洪，朱晓丽. ROC 曲线评价 4 项指标对肺癌的鉴别诊断价值［J］. 检验学与临床，2017，14（3）：361 – 363.

　　［9］高阳，李为民. 肺癌预防的研究进展［J］. 西部医学，2005，17（03）：252 – 253.

　　［10］胡正国，庞德湘. 中医治疗肺癌的研究进展［J］. 广西中医药大学学报，2015，18（02）：84 – 86.

第六节　食管癌的高危期辨识与预防

食管癌是常见的消化道肿瘤，发病率男高于女，以汉族人群为主，农村比城镇高发，发病部位以食管中段为主，病理分型常见鳞癌、腺癌，最常见的病理类型仍为鳞癌，发病年龄多在 40 岁以上。我国是世界上食管癌高发地区之一，每年平均病死约 15 万人。

1. 食管癌的常见症状

食管癌典型的症状为进行性咽下困难，先是难咽下干的食物，继而是半流质食物，最后无法咽下任何饮食；早期症状可能是胸骨后食管沿线任意点的不适。

2. 食管癌的主要危险因素

1）饮食不节：干硬食品、烟熏食品、油炸食品、进餐不定时、进食快、高盐食品、酸醋食品、霉变食品、腌制食品是其危险因素。

2）嗜烟酒：吸烟量 ≥20 支/天、饮酒是食管癌的危险因素。吸烟导致食管癌的可能机制包括对食管细胞的基因毒性作用及长期吸烟所致的亚硝酸胺累积效应。重度饮酒者发生食管鳞癌的风险明显升高，长期大量饮酒，酒精刺激食道黏膜而使黏膜受损易导致癌变的发生，过量饮酒加重反流性食管炎，增加食管损伤，诱发食管癌。吸烟与饮酒可协同作用，进一步提高食管鳞癌发生率。

3）情志不畅：有精神创伤史，愤怒和抑郁的情绪，或者缺少家庭温暖等是食管癌的危险因素。

4）空气、水源污染：空气、水源被化学物质污染后再进入人体是所有肿瘤的促发因素。

5）口腔不洁：多数患者口腔卫生条件差，易发生龋齿或缺齿，口腔内细菌滋生，亚硝胺类物质含量增加，增加罹患食管鳞癌的风险。此外，不良口腔卫生可与萎缩性胃炎协同增加食管鳞癌发病风险。

6）肿瘤家族史：有食管癌或其他癌症家族史。

3. 食管癌标志物

细胞角蛋白 19 片段（CYFRA21－1）、糖类抗原 19－9（CA19－9）、鳞状细胞癌抗原（SCC）、甲胎蛋白（AFP）、癌胚抗原（CEA）、糖类抗原 12－5（CA12－5）、铁蛋白（FER-RITIN）联合应用作为其标志物检测指标。

4. 食管癌的高危期辨识

1）长期饮食不节：长期食用霉变食物、被污染食物、腌制食物、红肉类，或者使用高温食物、辛辣和油炸食品、硬食，或者吃饭速度过快、不规律饮食。

2）有吸烟和嗜酒史。

3）口腔不卫生。

4）长期情志不畅或睡眠异常。

5）长期乏力。

6）咽部异物感或咽干，夜间明显。

7）长期不明原因的体重异常或热感异常（能量代谢异常），或自汗、盗汗。

8）慢性炎性病变或损伤史：包括慢性食管炎、Barrett 食管、食管白斑症、食管憩室、贲门失弛缓症、反流性食管炎、各种原因导致的食管良性狭窄等，食管鳞状上皮异型增生（与鳞癌发生密切相关），Barrett 食管相关异型增生（腺癌的癌前病变），人类乳头瘤病毒（human papilloma virus，HPV）感染，胃黏膜萎缩患者，胼胝症患者，有吞服酸、碱等导致的食管腐蚀性损伤病史。

9）肿瘤标志物轻度异常。

10）长期舌质红、淡胖或紫暗，或舌底脉络迂曲紫暗，舌苔白腻或黄腻，脉涩、数或滑（伏邪外显）。

11）有肿瘤家族史。

12）胃部见良性增生物。

若上述 12 项占了 6 项，就是食管癌高危期。

5. 食管癌的高危期预防

1）健康饮水：饮用自来水。

2）合理膳食：纠正上文中一切不良生活习惯，经常食用新鲜蔬菜、水果、豆制品、肉蛋奶类可降低食管癌的发病风险，新鲜蔬菜、水果和鸡蛋里面含有大量的维生素、微量元素和核黄素等，可帮助受损的食道黏膜修复，且维生素等物质本身还有抗氧化和抗癌的作用。

3）喝茶：饮茶可减少患食管癌的风险，茶叶中含有类黄酮、异硫氰酸酚类和其他化合物，这些物质是食管癌的保护因素。

4）维持阳光心态，家庭和睦、较好的经济基础是保护因素。

5）以中医积极治疗相关慢性炎症。

【参考文献】

[1] 杜娟，邬麟，陈柏林，等．食管癌的主要发病因素及其机制［J］．中国医药导报，2017，14（07）：40－44.

[2] 丁贤彬，吕晓燕，毛德强，等．重庆市食管癌发病趋势及影响因素定量分析［J］．中国肿瘤，2017，26（01）：33－37.

[3] 张懿，陈峰．食管癌个体发病风险评估方法［J］．实用老年医学，2016，30（05）：427－430.

[4] 彭侠彪，陈万青，陈志峰，等．中国贲门癌流行概况［J］．中华普通外科学文献（电子版），2014，8（02）：156－159.

[5] 邹绍静，何敬东，刘仕鹏，等．淮安市居民食管癌

发病因素病例对照研究［J］. 中国慢性病预防与控制，2013，21（04）：447-449.

［6］路红，王鹏飞，吴静. 武威市食管癌发病危险因素病例对照研究［J］. 现代预防医学，2012，39（14）：3486-3487+3490.

［7］石晶，彭洋，丁树荣，等. 河北省居民食管癌发病影响因素病例对照研究［J］. 中国公共卫生，2012，28（04）：454-457.

［8］刘桂红，徐继承，周凤娟，等. 食管癌的主要发病危险因素［J］. 吉林医学，2010，31（29）：5145-5146.

［9］王如德，怀燕，程琮. 食管癌高发区发病因素的因子分析［J］. 泰山医学院学报，2008（05）：345-348.

［10］郭二亮，张金峰，杨英男，等. 食管癌肿瘤标志物的研究进展［J］. 现代肿瘤医学，2018，26（11）：1783-1786.

［11］田希贵. 2627例食管癌临床流行病学分析［D］. 广西医科大学，2016.

［12］梁卫民. 食管癌术后心律失常危险因素及预防［J］. 中国现代药物应用，2015，9（08）：63-64.

［13］马丹，杨帆，廖专，等. 中国早期食管癌筛查及内镜诊治专家共识意见（2014年，北京）［J］. 中国实用内科杂志，2015，35（04）：320-337.

第七节　胃癌的高危期辨识与预防

胃癌（gastric carcinoma）是起源于胃黏膜上皮的恶性肿瘤，可发生于胃的任何部位，其中半数以上发生于胃窦部，胃大弯、胃小弯及前后壁均可受累。胃癌在我国各种恶性肿瘤中发病率占第二位或第三位。按细胞类型分为腺癌、腺鳞癌、鳞癌、类癌等，绝大多数是胃腺癌；按组织结构不同，腺癌还可分为乳头状癌、管状腺癌、低分化腺癌、黏液腺癌和印戒细胞癌；按细胞分化程度不同，可分为高分化、中分化、低分化 3 种；按组织起源可分为肠型和胃型（弥漫型）。

1. 胃癌的常见症状

早期胃癌可无明显症状，少数人有恶心、呕吐或类似溃疡病的上消化道症状，随着肿瘤的生长，影响胃功能时才出现较为明显的症状，但均缺乏特异性，包括疼痛、消瘦、腹不适、进食后饱胀，随着病情进展，患者上腹疼痛加重，食欲下降、乏力。根据肿瘤的部位不同，也有其特殊表现。贲门胃底癌可有胸骨后疼痛和进行性吞咽困难；幽门附近的胃癌有幽门梗阻表现。当肿瘤破坏血管后，可有呕血、黑便等消化道出血症状；如肿瘤侵犯胰腺被膜，可出现向腰背部放射的持续性疼痛。

2. 胃癌的主要危险因素

研究结果显示，吸烟、饮酒和不良饮食习惯（饮食不节）是食管癌和胃癌发病的主要危险因素。

1）吸烟：流行病学观察、分析发现，吸烟会增加胃癌发病率，但确切机制尚不清楚。

2）饮酒：一是长期饮酒，酒精直接长期反复损伤黏膜，二是酒精的中间代谢产物可以致癌。

3）饮食不节：进食速度快，吃烫食、咸食、粗糙食物、干硬食物、霉变食物，饮食不规律，进食过量酸菜、腌制或熏制食品均是促进胃癌发生的危险因素。

4）慢性感染或炎症：大量研究证实幽门螺杆菌感染可以促发胃癌；慢性胃炎、胃溃疡，特别是萎缩性胃炎、异型增生容易发展成胃癌。

5）情志不畅：情志不畅影响肝胆功能，进而影响胃肠功能，容易导致各种胃部慢性炎症和代谢紊乱，进而增高胃癌发病率。

6）有肿瘤家族史者。

7）药物损伤：长期服用对胃有损伤作用的药物会增加胃癌发病概率，如阿司匹林等非甾体抗炎药可以诱发胃溃疡，进一步诱发胃癌。

3. 胃癌标志物

胃蛋白酶原（PG）、胃泌素17（G-17）及幽门螺旋杆菌（HP）感染对预警胃癌前病变及胃癌有重要的临床价值。

癌胚抗原（CEA）、癌抗原（CA72-4）、糖类抗原19-9（CA19-9）、CA15-3等联合筛检方法在胃癌早期筛查中是一种有效的检测方法；CEA、CA19-9、癌抗原12-5（CA12-5）、CA72-4、糖蛋白抗原50（CA50）是常用的胃癌血清学标志物。

4. 胃癌的高危期辨识

1）有长期嗜酒史。

2）长期吸烟。

3）较长时间有上腹胀、疼痛或下背痛。

4）长期不明原因的体重异常或热感异常（能量代谢异常），或自汗、盗汗。

5）长期神疲乏力（气虚）。

6）长期处于负面情绪状态，如抑郁、悲观、愤怒、喜怒无常。

7）长期咽喉部感觉异常，如咽干、咽痒、黏腻、疼痛或异物感等。

8）长期饮食习惯不健康，如饮食时间不规律，暴饮暴食，进食速度快，吃烫食、咸食、粗糙食物、干硬食物、霉变食物，进食过量酸菜、腌制或熏制食品等。

9）口臭或感染幽门螺杆菌，或罹患慢性胃炎、胃溃疡，特别是萎缩性胃炎、异型增生等。

10）长期舌质红、淡胖或紫暗，或舌底脉络迂曲紫暗，舌苔白腻或黄腻，脉涩、数或滑（伏邪外显）。

11）肿瘤标志物异常（正邪纠结不解）。

12）有恶性肿瘤家族史。

每条按 1 分计，总分 12 分，如果占了 6 项，达 6 分，就表明已经进入恶性肿瘤形成前的癌前病变高危期，甚至有可能已经形成微小癌肿。

5. 胃癌的高危期预防

1）节制烟酒。

2）健康饮食：包括食用足量的蔬菜、水果、粗粮，避免饮食时间不规律、暴饮暴食、进食速度快，少吃烫食、咸食、粗糙食物、干硬食物、酸菜、腌制或熏制食品等，不吃霉变食物。

3）不论有无症状者均要根除幽门螺杆菌。

4）积极治疗消化道慢性炎症。

5）保持心情愉快，减少负面情绪。

6）坚持锻炼。

7）选择合适品种的茶叶，坚持饮用。

【参考文献】

[1] 林丹，何梓凯，黄少芬．福建省人群胃癌发病影响因素 Meta 分析 [J]．海峡预防医学杂志，2018，24（05）：12 - 14 + 23.

[2] 李金平，李小鹏．胃癌患者发病因素的相关性研究 [J]．中国肿瘤临床与康复，2018，25（09）：1081 - 1083.

[3] 华茜．胃癌发病相关因素分析 [J]．现代医学与健康研究电子杂志，2018，2（10）：136 + 138.

[4] 王雯雯，刘文斌，曹广文．胃癌发病性别差异的相关危险因素 [J]．上海预防医学，2017，29（04）：257 - 260 + 284.

[5] 程时磊，张发斌，李斌．中国人群胃癌发病影响因素 meta 分析 [J]．中国公共卫生，2017，33（12）：1775 - 1780.

[6] 丁贤彬，吕晓燕，毛德强，等．2006 - 2014 年重庆市胃癌发病趋势及影响因素分析 [J]．中国慢性病预防与控制，2016，24（10）：721 - 724.

[7] 顾晓平，王银存，智恒奎，等．大丰市食管癌、胃癌发病危险因素及其聚集性病例对照研究 [J]．中国公共卫生，2016，32（10）：1406 - 1409.

[8] 范尧夫，吴燕敏，刘皓，等．中国华东地区人群胃癌癌前病变发病相关危险因素分析 [J]．胃肠病学和肝病学杂志，2014，23（02）：143 - 146.

[9] 李康，旦增，刘晓波，等．高原藏族人群胃癌发病

危险因素病例对照研究 ［J］. 中国公共卫生，2013，29（11）：1613－1615.

［10］徐超，黄秋兰，杜金龙，等 . CEA、CA199、CA724、NSE 和 CYFR211 联合检测对老年胃癌的诊断价值 ［J］. 中国老年学杂志，2018，38（23）：5701－5703.

［11］刘轲，金晓波，焦碧英，等 . 血清肿瘤标志物联合检测对胃癌的诊断价值 ［J］. 中国预防医学杂志，2018，19（11）：843－846.

［12］赖虔青，林平 . 中医治未病思想在胃癌前病变防治中的运用 ［J］. 亚太传统医药，2017，13（19）：34－35.

［13］程艳萍，张琰，杨圣，等 . 胃癌家族史及血清学指标联合 14C 呼气试验在中老年人群胃癌筛查中价值 ［J］. 中国公共卫生，2020（01）：1－3.

［14］梁晓燕，伦伟健，贾柳萍，等 . 联合检测胃蛋白酶原、胃泌素 17 及幽门螺旋杆菌对胃癌前病变及胃癌的诊断价值 ［J］. 临床医学工程，2018，25（12）：1617－1618.

第八节　胆囊癌的高危期辨识与预防

胆囊癌是发生于胆囊内壁的恶性肿瘤，在胆囊恶性肿瘤中胆囊癌占首位，占癌症总数的 1% 左右，其他尚有肉瘤、类癌、原发性恶性黑色素瘤、巨细胞腺癌等。

1. 胆囊癌的常见症状

腹部不适或疼痛或者全身游走性疼痛，消化不良，黄疸，发热；体征：右上腹肿块或胆囊压痛。

2. 胆囊癌的主要危险因素

1）饮食不节：高热量饮食，即高脂肪、高糖饮食与胆囊癌的发病率升高有直接关系；腌制品，尤其是腐乳可能会增加胆囊癌的发病风险。纤维素、维生素 C、维生素 B_6、维生素 E 及蔬菜、水果的摄入量增多能减少胆囊癌发病；多摄入大蒜头、洋葱等葱属类蔬菜以及根茎类蔬菜可能对胆囊有一定的保护作用。

2）吸烟：有研究发现吸烟者胆囊息肉样病变（PLG）的发病率较不吸烟者显著增高，可能是吸烟激活了释放尼古丁的神经末端上的尼古丁受体，促使胆囊胆汁排空延缓，刺激胆囊黏膜上皮增生进而出现不典型增生，最终导致胆囊癌；同时有研究者发现在吸烟的人群中，常饮酒的患者较不饮酒患者胆囊癌的患病率低。

3）职业污染：流行病学研究发现造纸、炼油、化工以及纺织等行业的人群胆囊癌的患病率明显高于其他职业。长时间接触纺织业中的金属，以及进行维护工作的工人患胆管癌的风险也较高。

4）胆囊炎、胆结石、胆囊息肉：胆囊炎可导致胆囊壁增厚或变薄，使其失去正常弹性，黏膜层有不同程度的破坏，囊壁纤维化或者囊壁点片样钙化，进一步可扩散至整个囊壁，使其增厚、变硬，即形成所谓的"瓷样胆囊"，导致肥厚型腺癌。胆结石对胆囊黏膜的刺激及胆汁中存在的致癌物使胆囊黏膜上皮异型化，进而不典型增生，导致癌变；胆囊结石刺激胆囊黏膜能导致胆囊黏膜炎性增生、不典型增生进而成原位癌；同时胆囊结石可压迫胆囊黏膜，造成黏膜缺血、坏死、脱落、增生，反复发作，可造成癌变。胆囊息肉分为肿瘤性息肉和非肿瘤性息肉，其中肿瘤性息肉包括腺瘤、脂肪瘤、平滑肌瘤、神经纤维瘤、血管瘤等。腺瘤是胆囊癌前病变，该病若合并胆囊结石则癌变的危险性会明显升高。研究发现胆囊腺瘤的癌变可能与下列因素有关：①组织学上存在着腺瘤向腺癌的移行变化；②病理学研究表明胆囊原位癌都可发现有腺瘤样组织存在；③病理标本中浸润型腺癌组织中常可发现腺瘤的组织存在；④从良性腺瘤到恶性病变再到浸润型癌，皆和年龄增大有明显关系；⑤研究还发现，本病女性高发。非腺瘤性息肉恶变机会较少，因此临床上判断胆囊息肉的性质十分重要，对于≥1cm 的胆囊腺瘤性息肉要积极行胆囊切除术。

5）解剖结构异常：异常胰胆管连接多为先天性疾病，主胰管和胆总管在十二指肠壁外汇合，解剖学上结合部位过长及缺少括约肌而造成两个方向胆汁的反流，直接导致胰液反流入胆道，致使胆囊内反流的胰液浓度较高。胆汁中的卵磷脂被胰液中的磷酸脂酶 A2 水解，产生脱脂酸卵磷脂，后者有损害细胞膜的作用，脱脂酸卵磷脂被胆囊吸收，积聚在胆囊壁内刺激胆囊上皮，使胆囊上皮细胞增厚、非典型增生进而导致癌变。

6）慢性消化道炎症：慢性消化道炎症与胆囊癌发病相关，研究发现腹泻者患胆囊癌的危险性是无腹泻者的 2 倍；对消化性溃疡患者研究发现，手术治疗者患胆囊癌的危险性明显升高，内科治疗患者该病的发病率无明显增加。反过来，胆囊切除者大肠癌发病率是未切除者 5 倍。

7）雌性激素：很多国家流行病学研究发现胆囊癌发病率女性高于男性，我国发病率男性：女性之比约为 1∶1.98。多数学者认为这与女性性激素有关。有实验发现在小鼠体内雌激素（ER）－α 过量表达可导致胆固醇大量合成，胆囊胆汁分泌过多。高浓度的胆固醇胆汁液体有利于胆囊结石的形成，而结石的机械性刺激和并发的胆囊黏膜炎症反应可导致胆囊癌的发生。

8）代谢紊乱综合征：糖尿病、高血脂、肥胖等是危险因素。

9）肿瘤家族史：有直系亲属罹患肿瘤者会增加发病率。

10）情志不遂：长期情志郁结会影响肝胆功能，这是所有代谢异常性肝胆疾病的危险因素。

胆囊癌确诊患者中，72.8%是以右上腹隐痛不适为主要临床表现，43.2%伴随黄疸。右上腹隐痛往往意味着胆囊癌已经突破浆膜层，或伴随腹腔内淋巴结转移且已经刺激腹腔内神经丛；而黄疸则意味着肿瘤已经压迫肝门部胆管。一旦伴随上述症状，胆囊癌至少已经进展至 T3 期，即使行扩大根治术，其5 年存活率也仅为 8%。因此，以症状来发现"早期"胆囊癌是不可取的。其早期诊断与预防应该推前至对其前期病变胆囊炎、胆结石、胆囊息肉的诊断与预防，其高危期辨识更需要向前推移。

3. 胆囊癌标志物

常用标志物是 CA242、CA19 - 9、CA15 - 3、CEA 及 CA12 - 5。

4. 胆囊癌的高危期辨识

1）有长期胆囊或胆经邪侵或内生邪气的伏邪症状（邪伏）：消化不良、上腹部不适或者不喜油腻，皮肤暗黄或与情绪活动相关的游走性疼痛或胆经有疼痛。

2）长期不明原因的消瘦或烦热（能量代谢异常），或黄汗、自汗、盗汗。

3）长期神疲乏力（气虚）。

4）长期处于负面情绪状态（情志异常），如烦躁、易怒、悲观等；或者出现长期不明原因睡眠异常或噩梦、怪梦（情志异常、正邪纠结不解）。

5）长期咽喉部感觉异常（伏邪外显），如咽干、咽苦、黏腻或异物感等。

6）胆囊有轻微按压痛或反跳性不适感（正邪纠结不解）。

7）长期舌质红、淡胖或紫暗，或舌底脉络迂曲紫暗，舌苔白腻或黄腻，脉涩、数或滑（伏邪外显）。

8）胆囊见胆囊炎或胆囊息肉或结石征象（正邪纠结不解）。

9）胆囊肿瘤标志物轻微异常（正邪纠结不解）。

10）其他慢性胃肠道炎症或肝炎。

11）有长期致癌物接触史。

12）有恶性肿瘤家族史。

每条按 1 分计，总分 12 分，如果一个人占了 6 项，达 6 分，就表明其至少已经具备邪伏、气虚、体质异常、代谢异常、伏邪外显、正邪纠结不解六个方面，"癌毒"已形成，进入胆囊癌形成前的癌前病变高危期，甚至有可能已经形成微小癌肿。

5. 胆囊癌的高危期预防

（1）一般预防

1）饮食有节：保证摄入足量蔬菜、水果，减少摄入油腻食物，减少饮酒，坚持早晨饮用温开水，每天定时吃早饭，晚饭不要过量、太晚，杜绝便秘。

2）作息有常，减少熬夜。

3）畅达情志：保持心情愉快、乐观，减少抑郁、愤怒发生。

4）坚持锻炼：坚持锻炼，譬如步行、打球、打太极等。

（2）针对性预防

1）用中医及早治疗胆囊炎、胆囊结石、胆囊息肉及其他消化道炎症。胆囊炎、胆囊结石、胆囊息肉的治疗原则：益气健中，疏肝利胆，通腑泄浊排石。参考方：白术、炒枳实、茯苓、蚕沙、鸡内金、金钱草、海金沙、制大黄。

2）治疗肝炎病毒：抗病毒或者中西医结合治疗。

【参考文献】

［1］王东，熊晓宇. 胆囊癌的危险因素分析［J］. 中国普外基础与临床杂志，2019，26（03）：270-275.

［2］李义亮，冶琴，克力木，等. 胆囊疾病与代谢综合征的相关性研究［J］. 新疆中医药，2017，35（03）：96-99.

［3］李斌，刘辰，姜小清. 胆囊癌规范化诊治专家共识（2016）［J］. 临床肝胆病杂志，2017，33（04）：611-620.

［4］陈飞. 胆囊癌危险因素的 Meta 分析［D］. 新疆医科大学，2016.

［5］张彦. 胆囊癌临床病理特征、系统炎症及免疫微环

境对预后的预测研究［D］．山东大学，2015．

［6］彭腊么，彭所明，朱洪．原发性胆囊癌的早期诊断进展［J］．分子影像学杂志，2015，38（02）：128－131．

［7］徐建庆，陈晨，宋虎伟，等．胆囊癌发病相关危险因素分析［J］．中国普通外科杂志，2015，24（02）：190－194．

［8］王强，祁晶晶，胡兰英．血清肿瘤标志物联合检测在胆囊癌诊断中的临床意义［J］．国际检验医学杂志，2016，37（01）：106－107．

第九节　结直肠的高危期辨识与预防

结直肠癌（colorectal cancer，CRC）俗称大肠癌，是全球第三大常见的恶性肿瘤，占所有新发癌症病例的 10%，是世界范围内癌症相关死亡的主要原因之一。2015 年中国癌症统计数据显示，我国 CRC 的发病率、死亡率在全部恶性肿瘤中均位居第 5，其中新发病例 37.6 万，死亡病例 19.1 万。根据肿瘤的发生位置，CRC 通常分为三种类型：右半结肠癌（right - sided colon cancer，RSCC）、左半结肠癌（left - sided colon cancer，LSCC）和直肠癌，每种类型约占 30%。以结肠脾曲为界，右半结肠起源于胚胎的中肠，左半结肠和直肠起源于后肠。左右半结肠癌通常也以结肠脾曲为界，LSCC 指结肠脾曲至乙状结肠的肿瘤，RSCC 指回盲部至横结肠的肿瘤。近 30 年来右半结肠癌的发病率不断上升，而直肠癌发病率有所下降。右半结肠癌在女性中更常见，而直肠癌更常见于男性。临床表现方面，由 RSCC 患者的隐匿性失血引起的缺铁性贫血较为普遍，而便血和排便习惯改变是 LSCC 更常见的症状。有数据显示，与 LSCC 和直肠癌相比，RSCC 具有女性多见、年龄更大、肿瘤直径更大、分化更差、TNM 分期晚、生存期短的特点。CRC 的组织学类型主要包括腺癌、黏液腺癌和印戒细胞癌等，有报道称右半结肠黏液腺癌和印戒细胞癌的发生率（45%）高于左半结肠或直肠（20%）。

1. 结直肠癌的常见症状

大肠癌早期无症状或症状不明显，或只有腹部感不适、消化不良、大便潜血等。随着癌肿发展，症状逐渐出现，表现为大便习惯改变（几天便秘后，莫名其妙地变成了几天腹泻，或者反之）、腹痛、便血、腹部包块、肠梗阻等，伴或不伴贫血、发热和消瘦等全身症状。肿瘤因转移、浸润可引起受累器官的改变，大肠癌因其发病部位不同而表现出不同的临床症状及体征。

2. 结直肠癌的主要危险因素

1）肥胖：越来越多的流行病学数据证明肥胖与大肠癌密切相关。美国胃肠病学会指南的近期大肠癌筛查结果提示，肥胖个体患大肠癌的风险高于正常体重者。我国王娜等进行了肥胖与大肠腺瘤相关性的病例对照分析，并进行信号通路功能芯片基因筛查大肠腺瘤组织中是否存在表达异常的脂肪细胞因子后提示：肥胖或腹型肥胖与大肠腺瘤的发生存在明显相关性，同样指出肥胖男性的患病风险高于女性。

2）慢性消化道疾病：溃疡性结肠炎是大肠癌常见病因之一，病程越长、病变范围越广的活动性病例癌变概率越大。克罗恩病发生机制与溃疡性结肠炎相似，癌变率较溃疡性结肠炎低，但预后极差，几乎没有生存 5 年以上者。大肠息肉与大肠癌发生显著相关。家族性遗传性息肉病作为一种常染色体显性遗传病，如不及时治疗，其恶变率几乎为 100％。大肠腺瘤性息肉患者大肠癌的发生率明显高于一般人群。

3）幽门螺旋菌（HP）感染：HP 参与大肠癌的形成与发展。有研究显示 HP 可导致血清胃泌素升高，而胃泌素可通过促进大肠黏膜增殖、刺激肿瘤生长，进一步参与形成大肠癌。

4）饮食：油腻性食物对大肠癌的危险度最高，而膳食纤维可降低大肠癌发生风险。腌制食品同样可引起大肠癌患病风险增加，其原因可能与含较多亚硝酸盐等致癌物质有关。有人对长时间食用动物性食品和多食用蔬菜、水果、杂粮类植物性食品在大肠癌危险因素中的作用进行 Meta 分析得出：长时间食用动物性食品而少摄入蔬菜、水果可以导致大肠癌的发生率升高，而植物性食品可降低患大肠癌的危险性。

5）心理、情绪因素：心理反应的类型、心理应付方式、负性事件发生的年限等都与癌症有一定相关性。心理因素与大肠癌发生关系密切，尤其"长期抑郁、悲伤""对情绪反应压抑、掩盖"这类人群可能比一般人患大肠癌的风险要高。精神刺激史与大肠癌发病相关，此现象尤其在男性结肠癌患者中明显。长期的负面效应、对环境的抵触、难以自我调节的不良情绪、焦虑，这些 C 型行为模式可称为癌症的易感行为模式。

6）肿瘤家族史：大肠癌中有一部分具有明显的家族聚集现象，对 800 余例大肠癌患者行家族史的调查发现，与大肠癌患者有血缘关系或有共同生活经历的家族成员发生大肠癌的风险较健康对照组高 2～3 倍，这证实了大肠癌的家族聚集性既有环境因素的作用，也有一定的遗传易感性。一级亲属中有患大肠癌者，特别是连续 2 代以上都有的、患病年龄在 50 岁以下者，其后代患大肠癌的风险概率比普通人群高近 20 倍。或者家族成员有其他肿瘤史也是大肠癌的危险因素。

7）大肠癌高发区的中老年人。

8）胆囊和阑尾切除后者：慢性胆囊炎或胆囊切除手术后，及有慢性阑尾炎或阑尾切除史者，大肠癌发病率增高。胆囊切除后，肝脏持续地分泌胆汁并直接进入肠道，造成初级胆酸与肠道厌氧菌接触增多，初级胆汁酸在肠道中经细菌作用氧化生成的"次级胆酸"，可以增加大肠黏膜对致癌物的通透性和机体对肿瘤的易感性，降低肠道的免疫功能，以及直接干扰 DNA 的代谢等。胆囊结石，特别是充满型胆结石患者，其胆囊功能已部分或全部丧失，与胆囊切除患者有类似的发病机制。在人体阑尾功能减低时（55 岁以后）或者阑尾切除后 11～15 年，为人体诱发结直肠癌的高峰期。因为阑尾在人体内属于中枢免疫器官，对于维持肠道局部的免疫平衡有一定作用。如果阑尾功能降低或者消失（被切除或者退化）时，可使机体抗肿瘤体系平衡紊乱，导致结肠肿瘤发生率升高。

9）有盆腔放射治疗史的患者：卵巢、子宫癌患者的直肠癌发生率比一般人高 4 倍。直肠癌的发病多在放疗 10 年之后，尤见于放疗剂量较大的病人。这类女性一旦出现便血、下坠、排便习惯改变等直肠症状，就要及时进行肠镜检查。

3. 结直肠癌标志物

CEA、CA19 - 9、CA72 - 4、AFP、CA12 - 5、CA15 - 3。

4. 结直肠癌的高危期辨识

1）有长期不良的饮食结构：高脂饮食，摄入食物纤维素不足。

2）长期缺乏运动：久坐少动，缺乏锻炼习惯。

3）长期乏力，精神差。

4）长期大便不正常。

5）长期不明原因的体重异常或热感异常（能量代谢异常），或自汗、盗汗。

6）长期处于负面情绪状态（情志异常）。

7）腹部或腰部不明原因疼痛。

8）长期舌质红、淡胖或紫暗，或舌底脉络迂曲紫暗，舌苔白腻或黄腻，脉涩、数或滑（伏邪外显）。

9）慢性肠部炎症。

10）肿瘤标志物异常。

11）有长期致癌物接触史，或者是肠癌高发区的中老年人。

12）有恶性肿瘤家族史。

每条按 1 分计，总分 12 分，如果一个人占了 6 项，达 6 分，就表明其已经进入恶性肿瘤形成前的癌前病变高危期，甚至有可能已经形成微小癌肿。

5. 结直肠的高危期癌预防

1）多吃蔬菜：卷心菜、西蓝花、羽衣甘蓝等芸薹属（brassica）蔬菜中的化合物成分有助于维护肠道健康，预防结肠癌；多吃萝卜、洋葱等通性蔬菜，有利于及时排空肠道。

2）少烟酒。

3）健康饮水，规避职业或环境污染。

4）积极治疗肠道炎症。

5）定期进行肠镜检查。

6）保持心情愉悦。

【参考文献】

［1］唐振柱．结直肠癌发病危险因素的病例对照研究［A］．四川省营养学会．第十三届中国西部营养与健康高峰论坛论文集［C］．四川省营养学会：四川省营养学会，2018：1.

［2］姜春晓，沈永洲，张志浩．结直肠癌和癌前病变检出率与其危险因素关系［J］．中国肿瘤，2017，26（11）：868－873.

［3］张兴良，齐延伟，李艳云．幽门螺杆菌感染对大肠

癌影响的研究［J］. 胃肠病学和肝病学杂志，2017，26（02）：158－160.

［4］刘琰，袁东红，安太，等. 大肠癌发病危险因素研究进展［J］. 陕西医学杂志，2016，45（11）：1561－1562.

［5］潘传芳. 大肠癌的危险因素及预防措施［N］. 上海中医药报，2015－12－18（004）.

［6］孙燕滨，董俊成，夏会，等. 左右半结直肠癌差异的研究进展［J］. 世界华人消化杂志，2018，26（22）：1360－1363.

［7］李芳. 50 岁以上无症状大肠癌的筛查与早期防治［A］. 中国中西医结合学会消化系统疾病专业委员会. 第三十届全国中西医结合消化系统疾病学术会议论文集［C］. 中国中西医结合学会消化系统疾病专业委员会：中国中西医结合学会，2018：2.

［8］姜涛. 胃肠肿瘤标志物诊断大肠癌的检验医学研究［J］. 临床检验杂志（电子版），2018，7（01）：32－33.

［9］白露. 150 例大肠癌患者发病的危险因素分析［D］. 天津医科大学，2018.

［10］李红平，苏薇，狄连君，等. 2127 例大肠癌临床发病特点的回顾性分析［J］. 肿瘤防治研究，2017，44（12）：836－839.

［11］罗伟良，赖灿文，罗永明，等. 大肠癌发病危险因素及健康宣教应用效果分析［J］. 泰山医学院学报，2016，37（08）：889－892.

［12］白锡光，冉慕光，曾庆千，等．多层螺旋 CT 联合血清肿瘤标志物在结肠癌术前诊断和分期中的应用价值观察［J］．现代医用影像学，2018，27（06）：1927 – 1929.

［13］姜涛．胃肠肿瘤标志物诊断大肠癌的检验医学研究［J］．临床检验杂志（电子版），2018，7（01）：32 – 33.

第十节　肝癌的高危期辨识与预防

原发性肝癌（primary hepatocellular carcinoma）简称肝癌，是全球第五大常见肿瘤，第二大癌症致死病因。按照病理学分类，肝细胞癌是最常见的病理类型，占所有原发性肝癌的70%～90%；其次是肝内胆管细胞癌，该类型主要起源于胆管上皮细胞，约占所有原发性肝癌的15%。近年包括中国在内的东方国家的肝癌发病率呈下降趋势，乙型肝炎疫苗接种，乙、丙型肝炎抗病毒药物的应用以及黄曲霉毒素污染减少是肝癌发病率下降的主要因素。酒精性及非酒精性脂肪性肝病发病率逐年上升，成为原发性肝癌的新升危险因素。

1. 肝癌的常见症状

早期可以无症状，也可以出现低热、黄疸、乏力、腹泻、腹胀、纳差、消瘦、肝区疼痛。

2. 肝癌的主要危险因素

1）感染：乙型肝炎病毒（HBV）、丙型肝炎病毒（HCV）感染是明确的可以诱发肝癌的危险因素，在世界范围内60%以上的肝癌与HBV或HCV感染有关；胆管细胞癌多与肝吸虫感染有关。

2）饮食：摄入黄曲霉毒素是较早发现、确定的肝癌诱发因素，过量饮酒也是当下肝病、肝癌的主要危险因素之一。干硬食品、高盐饮食、禽蛋类、霉变食品、烟熏食品、腌制食品、酒类、肥肉类、生鱼类为危险因素。

3）代谢紊乱：肥胖、非酒精性脂肪性肝病、高血压病、2 型糖尿病等代谢紊乱状态会诱发肝癌发生。

4）情志不畅：心情抑郁，性情急躁易怒等负面情绪是危险因素。

5）生活方式：过劳、严重睡眠不足等因素与肝癌的发病有一定关系。

6）遗传因素：肝癌或其他肿瘤家族史是危险因素之一。

3. 肝癌标志物

血清癌胚抗原（CEA）、甲胎蛋白（AFP）、糖类抗原 19 - 9（CA19 - 9）、糖类抗原 12 - 5（CA12 - 5）、铁蛋白（FERR）、γ - 谷氨酰转肽酶（GGT）、岩藻糖苷酶（AFU）是常用肝癌标志物；前五个在通常的血清肿瘤标志物中，后两个是肝功能或生化全套包含的指标。

4. 肝癌的高危期辨识

1）饮食不节：过量饮酒、肉食，多糖饮食，或有暴饮暴食、饮食不规律或夜间饮食习惯等不良生活习惯。

2）嗜烟，或有氯化物、甲醛、杀虫剂以及有机氯等长期接触史，或者有赌博习惯。

3）出现黄疸、右上腹部不适、隐痛或腹胀，纳差。

4）长期咽干、口苦或咽部异物感（梅核气）。

5）抑郁、易怒或者悲观等情绪异常，或睡眠异常。

6）长期乏力。

7）长期有发热感、出汗，或者非肥胖者食欲下降，消瘦或肥胖。

8）有小三阳或大三阳或有肝炎史，肝功能异常。

9）有肿瘤家族史。

10）大便溏稀或干结，舌质暗红，苔腻或黄，脉弦细或弦滑或弱或涩。

11）影像学异常：肝硬化或 CT、B 超见肝脏质地不均、水肿等。

12）血清癌胚抗原（CEA）、甲胎蛋白（AFP）、癌类抗原 19–9（CA19–9）、癌类抗原 12–5（CA12–5）、铁蛋白（FERR）、γ–谷氨酰转肽酶（GGT）、岩藻糖苷酶（AFU）中有轻度异常者。

按每项 1 分计，出现 6 项，达 6 分，即为肝癌高危期，需要预防治疗。

5. 肝癌的高危期预防

（1）一般预防

1）健康饮食：葱蒜类、豆制品、蔬菜类、水果类、茶类、鱼类可以降低肝癌的发生风险。所以要多吃蔬菜、水果，蛋白质的摄入以豆制品、鱼类为主，坚持适量饮茶，避免食用霉变食物及其制品。

2）规避直接致癌因素：避免黄曲霉毒素及蓝藻毒素暴露，减少饮酒、吸烟，减少有害化学物质接触。

3）作息有常：力求健康作息习惯，包括足量睡眠、适量锻炼。

4）舒畅情志：增加不良情绪化解能力，以阳光的心态对待生活，以豁达的心胸处理各种挫折，保持情志舒畅。

（2）针对性预防

1）预防或治疗乙肝：未感染者及时接种乙型肝炎疫苗，已经感染者积极治疗，可以用西药抗病毒治疗，也可以用中药调治，也可以中西医结合治疗。小三阳、大三阳或慢性肝炎状态属于中医"脾风"范畴，治疗基本思路是益气健脾，养肝祛风，利湿清毒。益气健脾用白术、黄芪、甘草、鸡内金、山药、炒麦芽；养肝祛风用白芍、五味子、龟甲、鳖甲、牡蛎、生地黄；利湿清毒用茵陈、蒲公英、虎杖、草果、茯苓、猪苓、栀子等。

有肝结节或肝硬化也可以参考以下治疗：①脾风之邪伏发，脾气先虚，精血耗伤，表现为食少、乏力、腹满、便溏等，用牡蛎汤：生牡蛎100g，五味子5g，砂仁10g，佛手15g，鸡内金15g，生甘草10g；②脾风伏发，气分湿郁，血分热陷的用三仁汤加生牡蛎；③脾风伏发、化燥生瘀用牡蛎汤加桃仁；④脾风伏发、脾精亏损用牡蛎汤加黄精；⑤脾风伏发，合并胁癖用牡蛎汤加郁金、旋覆花、红花等；正虚积聚用牡蛎汤加鳖甲、龟甲等软坚散结又填精的药做成丸剂服用；⑥脾肾阳虚用牡蛎汤合小建中汤振奋脾阳来祛除风邪。

2）积极治疗消化系统炎症：包括慢性胃炎、胆囊炎、肠炎的治疗及其他消化道慢性炎症。

【参考文献】

［1］任娟，翟笑枫．原发性肝癌中医证候诊断量表的研制［J］．中国全科医学，2018，21（05）：574－579.

［2］张明媛，牛俊奇．东方国家原发性肝癌发病趋势及影响因素［J］．临床肝胆病杂志，2018，34（07）：1399－1402.

［3］樊春笋，朱健，王宇婷，等．基于启东的中国农村原发性肝癌发病危险因素及高危人群筛选分析的队列研究［J］．中国循证医学杂志，2018，18（05）：428－433.

［4］杨春琼．乙肝和酒精相关性原发性肝癌临床特点分析［D］．广西中医药大学，2018.

［5］林子博，祁永芬，周新凤，等．广东顺德地区原发性肝癌发病危险因素研究［J］．中华疾病控制杂志，2017，21（10）：993－996＋1001.

［6］翦耀文，熊文婧，刘也，等．中国人群饮食因素与肝癌发病关系的 Meta 分析［J］．肿瘤防治研究，2017，44（07）：493－500.

　　[7] 魏燕，杨阳，王赭，等．无肝硬化乙肝患者肝癌发病影响因素分析［J］．武警医学，2017，28（06）：564 - 566 + 570.

　　[8] 崔莹．中青年原发性肝癌发病因素及中医证候的分布规律调查［D］．山东中医药大学，2017.

　　[9] 剪耀文．中国人群饮食因素与肝癌发病关系的 Meta 分析［A］．中国营养学会、中国疾病预防控制中心营养与健康所、农业部食品与营养发展研究所、中科院上海生科院营养科学研究所．中国营养学会第十三届全国营养科学大会暨全球华人营养科学家大会论文汇编［C］．中国营养学会、中国疾病预防控制中心营养与健康所、农业部食品与营养发展研究所、中科院上海生科院营养科学研究所：中国营养学会，2017：1.

　　[10] 剪耀文．饮食因素和维生素摄入与肝癌发病关系的 Meta 分析［D］．南华大学，2017.

　　[11] 赵秀娟．HBV 相关原发性肝癌的发病相关因素分析［D］．河北医科大学，2015.

　　[12] 刘楠．原发性肝癌的发病因素调查及其证型与理化指标的相关性分析［D］．山东中医药大学，2015.

　　[13] 周帘帘，黄君．血清肿瘤标志物联合凝血四项诊断乙肝相关肝癌的价值［J］．现代肿瘤医学，2019，27（01）：95 - 98.

　　[14] 李卷，全嫒，肖文明．凝血四项指标及肿瘤标志物

诊断乙型肝炎相关肝癌的检验分析 [J]. 国际检验医学杂志，2018，39（21）：2626 - 2629.

[15] 欧阳珂，周东辉，李爽. 原发性肝细胞性肝癌血清学标志物的研究进展 [J]. 世界临床药物，2018，39（08）：569 - 573.

[16] 张典，姜凤良，胡志芳，等. 原发性肝癌的预防措施 [J]. 中国老年学杂志，2018，38（17）：4317 - 4319.

[17] 邹勇，殷子斐，程彬彬，等. 世界三大饮品预防肝癌研究进展 [J]. 西部中医药，2018，31（05）：131 - 134.

第十一节　胰腺癌的高危期辨识与预防

胰腺癌（pancreaticcancer，PC）恶性程度高、预后差，5 年生存率只有 4% 左右，在所有癌症中最低。我国近 10 年来胰腺癌的死亡率逐年增长，其死因位次在第 7 或第 8，主要原因是症状隐匿和缺乏特异性使很多患者失去了早期确诊、进行手术切除的机会。

1. 胰腺癌的常见症状

胰腺癌（PC）常见症状是乏力、上腹痛、厌食、黄疸、消瘦、背痛。

2. 胰腺癌的主要危险因素

1）吸烟：是胰腺癌最主要的危险因素，可能是烟草中的致癌物质通过气道 - 消化道的共同通道到达胰腺，或吞入的烟草物质通过十二指肠反流至胰管。胰腺癌好发于胰头部亦支持"口 - 消化道"通道学说。吸烟者暴露在烟草物质下可增加胰腺癌发生的危险性，与不吸烟者相比约增加 2 倍，这在不同国家有很高的一致性。

2）饮食因素：高热量、高脂肪饮食会增加胰腺癌发病率；酒精是胰腺炎发生的主要危险因素，慢性胰腺炎是胰腺癌发生的致病微环境。暴饮暴食、饮食不规律或夜间习惯等不良生活习惯会增加胰腺癌发生风险。

3）职业污染：一些暴露于氯化物、甲醛、杀虫剂以及有机氯等致癌物质中的职业可导致胰腺癌发生的危险性增加，但占比较小。

4）遗传因素：有肿瘤家族史是胰腺癌发生的危险因素。

5）情志抑郁：情志抑郁是各种消化道慢性病发生的危险因素，也是胰腺癌的危险因素。

6）局部或附近脏腑组织慢性炎症：胰腺慢性炎症，或者胆囊、消化道慢性炎症。

3. 胰腺癌标志物

1）PC 原癌基因/抑癌基因：K－RAS、HER－2/neu、EGFR、Stratifin 等原癌基因的突变与激活与 PC 的发生、发展密切相关，其中 K－RAS 基因是与 PC 关系最为密切的原癌基因之一。目前认为 TP53、SMAD4、CDKN2A、BRCA2 等抑癌基因的突变、失活与胰腺重度不典型增生和 PC 组织密切相关，其中 TP53 基因是与 PC 关系最为密切的抑癌基因之一，多数胰腺恶性肿瘤中均发现该基因的失活，且在慢性胰腺炎中呈阴性表达，因此 TP53 被认为是 PC 高度特异性的标志物。

2）端粒酶：端粒酶活动可通过 hTERT（端粒酶逆转录酶）来反映。研究发现 hTERT 在 PC 组织中表达阳性率明显高于癌旁组织，其表达与肿瘤临床分期密切相关。BaoY 等发现白细胞端粒长度与 PC 危险度明显相关，端粒长度越短，PC 危险程度越高，二者呈线性关系。

3）DNA 甲基化（表观遗传学改变）：DNA 甲基化是具有转录调节作用的一种表观遗传学修饰，其作用机制为在 DNA 甲基转移酶（DNMTs）的催化下，S - 腺苷甲硫氨酸（SAM）将甲基转移到 DNA 的特定碱基上，沉默相关基因的表达。DNA 启动子区发生甲基化而导致抑癌基因沉默可能是 PC 发生过程中的主要机制。p16 为重要的抑癌基因，研究发现约 95% 的 PC 患者可出现 p16 基因的沉默。

4）miR 标志物：miR 是一种不编码蛋白质的小分子 RNA，通常呈单链排列，其长度一般为 21 个核苷酸左右，可在转录后水平调节基因的表达，其广泛参与个体发育、细胞增殖与凋亡等生命活动。研究发现 miR - 21、miR - 155 在胰腺导管腺癌（pancreatic ductal adenocarcinoma，PDAC）中过表达，二者联合鉴别胰腺良恶性病变的敏感性与特异性分别为 81.5%、85.7%；PC 患者外泌体中 miR - 10b、miR - 30c、miR - 486 - 5p、miR - 938 高表达，也有研究发现 miR - 155 在 PC 患者血清中异常高表达。

5）基质金属蛋白酶（MMPs）：作为一类钙离子和锌离子依赖的蛋白水解酶家族，目前已发现有 20 多种，几乎在所有肿瘤组织中的表达均较正常组织明显增加，其过量表达可破坏细胞外基质和基底膜结构，加快癌细胞的浸润转移过程。通过免疫组化研究发现 MMP9 与肿瘤细胞的侵袭与转移明显相关。其中 MMP – 26 的表达与 PC 的分化程度、淋巴结转移以及 TNM 分期均有相关性。

6）血清学相关肿瘤标志物：就是常用的抽血检测指标，CA19 – 9、CA50、CEA、CA12 – 5、CA242、MUC。CA19 – 9 是 PC 最敏感和最特异性指标，敏感性与特异性均为 80%，大概还有 5% 路易斯抗体阴性的病人并不分泌 CA19 – 9，CA50 可作为不表达 CA19 – 9 的 PC 患者的血清学补充，敏感性较高，可达 80%，但器官的特异性较低。CEA 在消化系肿瘤中阳性检出率较高，但因其敏感性和特异性较低，CA12 – 5 在胃癌、PC、结直肠癌等消化道肿瘤患者血清中异常率较高。CA242 主要在结肠癌和 PC 患者血清中高表达，在急性胰腺炎或良性胆道疾病中不表达，有较好的特异性。此外，患者血清 CA242 的表达程度与胰腺肿物的位置具有相关性，如在胰头癌诊断中，CA242 较 CA19 – 9 有更好的敏感性；在路易斯抗体阴性的 PC 患者中，CEA、CA12 – 5 较其他标志物有更高的敏感性。黏蛋白（mucin，MUC）家族中的 MUC1、MUC4 与 PC 的发生关系密切。

7）磷脂酰肌醇蛋白聚糖（glypican，GPC）：是蛋白聚糖中最大的一个家族，其在细胞的识别、黏附和生长中发挥了重要作用。GPC – 1 外泌体在早期 PC 患者血清中即可高表达，其核心蛋白对 PC 诊断具有绝对高的敏感性和特异性，并且 GPC – 1 外泌体表达水平与 PC 的肿瘤负荷密切相关。一般医院临床最常用的胰腺癌标志物检查组合是 CA19 - 9、CA50、CEA、CA12 - 5、CA242。

4. 胰腺癌的高危期辨识

1）饮食不节：过量饮酒、食肉，多糖饮食，或有暴饮暴食、饮食不规律等不良生活习惯。

2）嗜烟，或有氯化物、甲醛、杀虫剂以及有机氯等长期接触史。

3）上腹部不适、隐痛或腹胀，纳差，或上腰部痛（非运动系统原因）。

4）长期咽干、口苦或咽部异物感（梅核气）。

5）情绪异常或睡眠异常。

6）长期乏力。

7）长期发热、出汗，或者非肥胖型食欲下降，消瘦或肥胖。

8）有慢性胰腺炎或者已经患糖尿病，或持续轻微黄疸，或多次出现过一过性胰腺炎，血、尿淀粉酶一过性升高，或者罹患胆囊炎、胆结石或胆囊息肉。

9）有肿瘤家族史。

10）大便溏稀或干结，舌质暗红，苔腻或黄，脉细滑或弱或涩。

11）影像学异常，CT、B 超见胰腺质地不均、水肿等。

12）CEA、CA19 - 9、CA242 轻度异常。

按每项 1 分计，出现 6 项，达 6 分，即为胰腺癌高危期，需要预防治疗。

5. 胰腺癌的高危期预防

（1）一般预防

1）戒烟，少饮酒。

2）饮食结构及方式的调节：减少高脂肪、高热量、高糖饮食的摄入，增加蔬菜、水果、粗粮的摄入，饮食规律，减少夜间饮食频次。

3）减少职业性或生活性化工污染。

4）治疗消化系统慢性炎症，控制血糖。

5）坚持锻炼。

（2）针对性预防

1）饮食：多吃富含镁的食物，如紫菜、小米、玉米、荞麦、燕麦、高粱、大豆等；多吃萝卜、洋葱、芹菜、花菜、香蕉等通性食物。

2）饮茶：饮茶有助于预防胰腺癌，湿热体质宜饮用绿茶类，虚寒体质宜饮用红茶类。

3）中医防治：治疗原则主要是益气清毒，通腑泻浊。参考方：白术 20g，北沙参 20g，炒枳实 15g，茯苓 15g，半枝莲 10g，白花蛇舌草 10g，金钱草 10g，蚕沙 10g。

【参考文献】

[1] 杨军，李贺，郑荣寿，等. 2014 年中国胰腺癌发病与死亡分析 [J]. 中国肿瘤，2018，27（06）：420 - 425.

[2] 钱祝银. 抓住胰腺癌发病前的蛛丝马迹 [J]. 江苏卫生保健，2018（02）：21.

[3] 吴云峰，付远敏，罗娟. 胰腺癌报警症状联合 CA19 - 9 CEA 增强 CT 在胰腺癌早期诊断中的价值 [J]. 中国实用内科杂志，2014，34（S1）：122 - 123.

[4] 付岚，张晓霞，陈旭霞，等. 胰腺癌临床诊断现状的单中心调查分析 [J]. 重庆医科大学学报，2014，39（03）：357 - 359.

[5] 肖红丽，王宇，王艳，等. 急诊腹痛症状早期预警方法研究进展 [J]. 临床急诊杂志，2014，15（01）：56 - 60.

[6] 赵平，王成锋. 经典个案病例：早期胰腺癌的诊断——有症状高危人群 [J]. 中国医刊，2011，46（08）：96.

[7] 任帅，汤汇涓，王中秋. 肿瘤标志物在胰腺癌诊断中的研究进展 [J/OL]. 现代肿瘤医学，2019（03）：512 - 515.

[8] 屈占东，迟明远，姚丽，等. 肿瘤标志物 CEA、CA19 - 9 在消化系统恶性肿瘤中的表达及其临床意义 [J]. 肿瘤药学，2018，8（05）：728 - 731.

[9] 虞先濬，刘亮，徐华祥，等. 胰腺癌综合诊治指南（2018 版）[J]. 临床肝胆病杂志，2018，34（10）：2109 - 2120.

[10] 吕金勇，谈景旺. 循环 MicroRNAs 作为胰腺癌诊断

标志物的 Meta 分析［J］. 世界最新医学信息文摘, 2018, 18 (59): 5 - 8.

［11］. 肿瘤标志物检测消化道肿瘤［J］. 中国肿瘤临床与康复, 2018, 25 (05): 633.

［12］徐李燕. 五大癌症如何预防［J］. 江苏卫生保健, 2015 (17): 24 - 25.

［13］郑莹, 黄哲宙. 胰腺癌的流行及其预防控制的研究焦点［J］. 诊断学理论与实践, 2011, 10 (04): 301 - 304.

第十二节　肾癌的高危期辨识与预防

肾细胞癌简称肾癌，是泌尿系统最常见的肿瘤之一，发病率占成人恶性肿瘤的2%。在中国，肾细胞癌的发病率位居泌尿系肿瘤的第2，仅次于膀胱癌。肾癌最常见的组织病理类型为透明细胞癌，其次为乳头状肾细胞癌、嫌色细胞癌以及集合管癌等少见类型的肾细胞癌。当下肾癌患者就诊时呈现典型"肉眼血尿、腰痛和腹部肿块"肾癌三联征者比例很低，无任何临床可见症状与体征的肾癌患者较常见，分期较早，预后相对较好。体检有助于早期发现肾癌，越早期治疗，越可以取得相对较好的疗效与预后。肾癌对化疗、放疗敏感性差，手术治疗是肾癌主要治疗手段，包括根治性肾全部切除手术及肾部分切除术，中医治疗和靶向治疗是重要的辅助手段。

1. 肾癌的常见症状

肾癌早期可以自感无症状，也可能出现乏力、体重减轻、腰部不适、腰痛等，也可以出现眼睑水肿、性欲突然衰退或亢进，或小便无力，严重一点可以出现血尿、脚肿。

2. 肾癌的主要危险因素

1）不良饮食习惯：如习惯于饮水少，进食蔬菜水果少，嗜酒，长期饮用浓茶等。

2）不良作息习惯或性行为：如熬夜，纵欲等。

3）慢性代谢性全身性疾病：如肥胖、高血压、2型糖尿病能够增加肾癌的发病风险，肾结石、肾囊肿、慢性肾炎、肾盂肾炎、尿路感染等均增加肾癌发病率。

4）吸烟：肾癌的流行病学研究发现，吸烟是肾癌发病的促进因素。

5）环境因素：空气/水源污染及镉、石棉等职业暴露导致致癌因子长期侵袭人体，最终可入肾诱发肾癌。

3. 肾癌标志物

癌胚抗原（CEA）、糖类抗原12-5（CA12-5）和细胞角蛋白19片段（CYFRA21-1）是常用标志物检查，常和肾脏彩超、CT、MRI联合检查。

4. 肾癌的高危期辨识

1）有长期慢性腰痛或小便异常：腰为肾之腑，腰痛是肾虚的外在表现；肾主水，决定小便形成与排出，小便多或少，或感觉异常，可能是肾功能异常的表现。

2）长期不明原因的体重异常或热感异常（能量代谢异常），或自汗、盗汗。

3）长期神疲乏力（气虚）。

4）长期处于负面情绪状态（情志异常），如抑郁、易怒、悲观、懒惰等。

5）长期咽喉部感觉异常（伏邪外显），如咽干、咽痒、黏腻、疼痛或异物感等。

6）有慢性肾炎、肾囊肿、肾结石、尿路感染等慢性病。

7）有长期伤肾史，如纵欲、干燥或高热环境工作或饮水少。

8）长期舌质红、淡胖或紫暗，或舌底脉络迂曲紫暗，舌苔白腻或黄腻，脉涩、数或滑（伏邪外显）。

9）肿瘤标志物异常（正邪纠结不解）。

10）吸烟、嗜酒或者环境致癌因素。

11）有恶性肿瘤家族史。

12）有长期服药史。

每条按 1 分计，总分 12 分，如果一个人占了六项，达 6 分，已经进入恶性肿瘤形成前的癌前病变高危期，甚至有可能已经形成微小癌肿。

5. 肾癌的高危期预防

1）每天饮足量水，以健康的温开水为佳。

2）少烟酒。

3）多吃蔬菜，尤其是根茎类蔬菜：研究发现，每周吃 5 ~ 6 根香蕉可以降低 50% 肾癌发病概率，多食甜菜根、胡萝卜等根茎类蔬菜效果更好。

4）规避环境因素的致癌损伤。

5）睡眠充足。

6）避免反复伤肾。

7）积极正确治疗泌尿系慢性疾病。

【参考文献】

［1］韩苏军，王栋，李长岭，等．1998－2008 年中国肾癌发病趋势分析［J］．癌症进展，2018，16（10）：1234－1237.

［2］张娟，刘从波．超声诊断和鉴别诊断在无症状性早期小肾癌的应用［J］．影像研究与医学应用，2017，1（08）：99－100.

［3］王书华．肾癌的临床病例特点及预后相关因素的研究［D］．天津医科大学，2016.

［4］徐磊，王伟，杨占坡，等．偶发肾癌和症状肾癌临床诊疗特点比较的 Meta 分析［J］．现代泌尿生殖肿瘤杂志，2017，9（03）：137－143.

［5］张冰玉．超重、肥胖与肾癌发病风险关系的 Meta 分析［D］．川北医学院，2018.

［6］白利杰，黄江，沈美铖，等．增强 CT 扫描联合肿瘤标志物检测在诊断肾癌中的临床价值［J］．中国 CT 和 MRI 杂志，2018，16（04）：101－103.

［7］张沂南，金讯波．囊性肾癌到多囊性肾癌：形态学概念的演进［J］．泌尿外科杂志（电子版），2010，2（01）：1－3.

第十三节　膀胱癌的高危期辨识与预防

膀胱癌指发生在膀胱黏膜上的恶性肿瘤，是泌尿系统最常见的恶性肿瘤。依据病理类型分类，膀胱癌分为膀胱尿路上皮癌、膀胱鳞状细胞癌、膀胱腺癌，其他少见的还有膀胱透明细胞癌、膀胱小细胞癌、膀胱类癌，其中最常见的是膀胱尿路上皮癌，约占膀胱癌患者总数的90%以上，通常所说的膀胱癌就是指膀胱尿路上皮癌，既往被称为膀胱移行细胞癌。根据对基层是否浸润分类，膀胱癌可分为非肌层浸润性膀胱癌（non‐muscle invasive bladder cancer，NMIBC）和肌层浸润性膀胱癌（muscle‐invasive bladder cancer，MIBC）。从发病率角度看，男性发病率大约为女性的3倍左右，与男性相比，女性膀胱癌预后相对较差。

1. 膀胱癌的常见症状

膀胱癌患者早期多无症状，或者出现排尿无力、无症状血尿、膀胱部位（耻骨联合上部）不适。

2. 膀胱癌的主要危险因素

膀胱癌发生发展呈多因素、多步骤的复杂变化过程，与吸烟、职业暴露、饮食、长期使用某些药物、感染以及基因多态性等相关。

1）吸烟与被动吸烟：吸烟是膀胱癌主要致病因素，据估计 50% 膀胱癌与吸烟有关，香烟烟雾中含有大约 60 种致癌物，大多数为芳香胺和多环芳香烃。据统计，既往吸烟者患膀胱癌风险是非吸烟者 2.2 倍，而目前吸烟者是非吸烟者 4.1 倍。

2）职业暴露：职业暴露是除吸烟之外的另一明确危险因素，据估计约 20% 的膀胱癌是由职业性暴露因素所致，从事纺织、染料制造、橡胶化学、药物制剂和杀虫剂生产、油漆、皮革以及铝和钢生产者及理发师、卡车司机是膀胱癌的高危人群。

3）空气污染：空气中 PM2.5 主要通过刺激机体产生炎症反应，释放活性氧，破坏 DNA 或直接诱导突变导致癌变。有机染料燃烧可产生大量多环芳香烃，国际癌症研究机构已将柴油废气列入人类致癌物质之一，暴露于尾气中的司机、邮递员、燃气站工作人员等人群膀胱癌发病率会上升。基因多态性亦可予以个体对固体燃料烟雾易感性。PARENT 等证实交通相关污染空气中的 NO_2 会增加患前列腺癌风险。

4）液体摄入与饮食：研究发现，摄入大量液体增加排尿次数，可减少致癌物与膀胱上皮接触，从而降低患膀胱癌风险。但摄入污染液体会增加患膀胱癌风险，其原因在于尿液增多时膀胱膨胀，致癌物与上皮紧密接触，同时液体摄入增多意味着致癌物摄入增多；另外稀释的尿液将掩盖血尿症状，降低肿瘤发现机会。Meta 分析证实饮用 30 年经氯消毒的自来水且水中三卤甲烷≥25μg/L 时，可增加膀胱癌发病率。目前已明确饮用水中砷浓度≥50μg/L 会增加患膀胱癌风险。最近研究发现血中砷浓度≥7μg/L 时，膀胱癌罹患风险增加 2～3 倍，高暴露（≥335μg/L）40 年后，其危险度仍相当高（OR = 6.83，95% CI：3.84～12.32），且与吸烟具有协同效应。

5）药物：糖尿病（diabetes mellitus，DM）、肥胖是癌症的危险因素，这与胰岛素、胰岛素样生长因子（insulin – like growth factor，IGF）和炎症相关。据估计 DM 可使膀胱癌发病率增加 29%。DM 治疗药物与癌症亦具有相关性，吡格列酮和胰岛素可增加膀胱癌发病风险，罗格列酮和二甲双胍与膀胱癌无关，其中二甲双胍主要降低消化道肿瘤发病率。在美国肥胖已是普遍存在的健康问题，有 2/3 的成年人体重超标。Meta 分析显示肥胖可增加患膀胱癌风险，与糖尿病有关，因多数 2 型糖尿病伴肥胖。目前非甾体类解热镇痛药（non – steroidal anti – in – flammatory drugs，NSAIDs）应用较为广泛，与膀胱癌发病密切相关。非阿司匹林可降低非吸烟者 43% 的患膀胱癌风险。最新发现服用布洛芬可降低患膀胱癌风险，服用长达 10 年者尤为显著。另外，马兜铃酸不仅可导致肾损害，而且可导致尿路上皮癌，研究证实接触含马兜铃酸中草药者患尿路上皮癌的风险增加。

6）感染：血吸虫感染会增加膀胱癌发病率。

3. 膀胱癌标志物

血清肿瘤标志物：细胞角蛋白 19（CK19）和细胞角蛋白 20（CK20）；尿液肿瘤标志物：膀胱肿瘤相关抗原、核基质蛋白 22、膀胱特异性蛋白 4 等。

4. 膀胱癌的高危期辨识

1）嗜烟酒。

2）性生活异常，包括性伴侣过多、无法满足正常性生活，或者有性病感染史。

3）有长期小便无力、尿涩、尿不尽等异常，或者耻骨联合处或大腿根部或腰骶部疼痛。

4）长期不明原因的体重异常或热感异常（能量代谢异常），或自汗、盗汗。

5）长期神疲乏力。

6）长期处于负面情绪状态，或长期不明原因睡眠异常、噩梦、怪梦。

7）长期咽喉部感觉异常，如咽干、咽痒、黏腻、疼痛或异物感等。

8）长期舌质红、淡胖或紫暗，或舌底脉络迂曲紫暗，舌苔白腻或黄腻，脉涩、数或滑。

9）慢性前列腺炎或肿大。

10）肿瘤标志物轻度异常。

11）有长期职业性、环境性致癌物接触史。

12）有恶性肿瘤家族史。

每项按 1 分计，总分 12 分，如果一个人占了 6 项，达 6 分，就表明已经进入恶性肿瘤形成前的癌前病变高危期，甚至有可能已经形成微小癌肿。

5. 膀胱癌的高危期预防

1）饮水健康：喝自来水，规避高砷、吸血虫水源。

2）养成良好的及时排尿习惯。

3）规避职业污染、环境污染、空气污染。

4）避免过早性生活，正常规律性生活。

5）少烟酒。

6）正确及时治疗前列腺炎。

7）多吃蔬菜水果。

【参考文献】

［1］胡向辉. 浅谈膀胱癌的诊断及治疗［J］. 中国中医药现代远程教育，2009，7（07）：84 - 85.

［2］王凯剑，戴利和，许传亮. 膀胱癌分子分型的研究进展［J］. 第二军医大学学报，2018，39（01）：81 - 85.

［3］金佩玉，孙天水，席淑华. 影响膀胱癌发生的职业和环境危险因素研究进展［J］. 环境与职业医学，2017（09）：840 - 846.

［4］林枫. 预防膀胱癌从减少环境危险因素开始［J］.

江苏卫生保健，2016（23）：20－21.

［5］白云金，李金洪，魏强，等．膀胱癌病因学研究进展［J］．现代泌尿外科杂志，2014，19（10）：693－697.

［6］钟浩，李博．膀胱癌的性别差异及其主要危险因素分析［J］．山东医药，2011，51（39）：102－103.

［7］钟惟德．南中国区膀胱癌发病因素流行病学分析［A］．中华医学会（Chinese Medical Association）、中华医学会泌尿外科学分会（Chinese Urological Association）．第十七届全国泌尿外科学术会议论文汇编［C］．中华医学会（Chinese Medical Association）、中华医学会泌尿外科学分会（Chinese Urological Association）：中华医学会，2010：2.

［8］韩瑞发，潘建刚．中国人群膀胱癌发病危险因素的Meta分析［J］．中华泌尿外科杂志，2006，27（04）：243－246.

第十四节　前列腺癌的高危期辨识与预防

前列腺癌是男性泌尿系统最常见的恶性肿瘤，前列腺癌的发病具有显著的地域差异性，与西方国家相比，我国前列腺癌发病率要显著偏低，近年来，我国的发病率正逐年升高，已成为严重威胁我国男性健康的恶性疾病，65 岁以上的老年人中，约30％患有前列腺癌，且许多患者确诊时已进入进展期，严重影响了患者的预后。根据雄性激素在瘤体发生、发展中的促进作用大小，将前列腺癌分为激素依赖型前列腺癌（HDPC）、激素非依赖性前列腺癌（HRPC）。前者主要治疗方法是手术去势、药物去势的全雄激素阻断（MAB）治疗，这类癌患者在出现临床症状就诊时，大多数肿瘤已侵犯至前列腺包膜外，多伴有局部或远处淋巴结和组织器官的转移，失去手术治愈的机会。内分泌治疗是目前晚期前列腺癌的主要治疗手段。由于前列腺癌生长绝大多数具有雄激素依赖性，应用 MAB 同时阻断睾丸和肾上腺来源的雄激素有明显的疗效。早期激素依赖型前列腺癌可通过手术和全激素阻断治疗达到缩小瘤体、降低血 PSA 的目的，但在治疗 1～2 年后，该病会逐渐演化为激素非依赖型前列腺癌（HIPC），导致患者最终死于激素不敏感细胞的广泛转移。

1. 前列腺癌的常见症状

前列腺癌早期常无症状，随着肿瘤的发展，前列腺癌引起的症状可概括为两大类，①压迫症状：逐渐增大的前列腺腺体压迫尿道可引起进行性排尿困难，表现为尿线细、射程短、尿流缓慢、尿流中断、尿后滴沥、排尿不尽、排尿费力，此外，还有尿频、尿急、夜尿增多，甚至尿失禁。肿瘤压迫直肠可引起大便困难或肠梗阻，也可压迫输精管引起射精缺乏，压迫神经引起会阴部疼痛，并可向坐骨神经放射。②转移症状：前列腺癌可侵及膀胱、精囊、血管神经束，引起血尿、血精、阳痿。盆腔淋巴结转移可引起双下肢水肿。前列腺癌常易发生骨转移，引起骨痛或病理性骨折、截瘫。前列腺癌也可侵及骨髓引起贫血或全血象减少。

2. 前列腺癌的主要危险因素

1）雄性激素分泌过多：雄性激素分泌不足，影响人体生长发育，使性功能低下。雄激素分泌过于旺盛，性欲亢奋，则会房劳过度，耗伤肾精，使男子未到"八八"则肾精亏虚，日久瘀血败精阻于精窍，发为本病，房劳过度是前列腺癌年轻化的重要因素。

2）前列腺炎或增生：病毒、细菌、支原体、衣原体等感染、性传播疾病等会诱发前列腺炎症。前列腺炎可以进一步发展成前列腺增生。前列腺炎还可引起前列腺组织萎缩，进而导致前列腺癌。根据中医学久病多虚、久病多瘀的理论，无论是前列腺癌还是前列腺其他疾病，只要出现血尿、尿频、尿痛等症状，就都是虚、瘀的表现，最终会导致痰凝、气滞、血瘀，日久酿生癌变。

3）性伴侣太多：研究发现性伴侣数量是前列腺癌的重要危险因素，尤其是性伴侣人数达到 20 人以上时危险性增加。

4）饮酒：饮酒可以加重前列腺炎症，促进前列腺增生，是前列腺癌发病的危险因素。

3. 前列腺癌标志物

目前临床确诊前列腺癌主要依靠血清前列腺特异性抗原（prostate specific antigen，PSA）检测及进行经直肠超声引导下前列腺穿刺活检等。PSA 是目前唯一被国内外认可并广泛用于临床的前列腺癌肿瘤标志物，然而其在早期诊断、区分前列腺癌和前列腺良性增生、区别进展缓慢型前列腺癌和浸润性前列腺癌时表现不佳。目前临床将前列腺癌基因 3、TMPRSS2 - ETS 融合基因、α - 甲酰基辅酶 A 消旋酶和一些前列腺癌相关 MicroRNA 作为标志物检测，这几个指标有着较高特异度，且能用非侵入性方式检测，易于临床推广应用，有成为前列腺癌肿瘤标志物的潜力。

4. 前列腺的高危期辨识

1）有长期阴囊潮湿，小便不畅、无力、疼痛、涩滞等，或者腰骶部或会阴部，或大腿根部非运动系统原因疼痛。

2）长期不明原因的体重异常或热感异常（能量代谢异常），或自汗、盗汗。

3）长期神疲乏力。

4）长期处于负面情绪状态，或者长期不明原因睡眠异常或噩梦、怪梦。

5）长期咽喉部感觉异常（伏邪外显），如咽干、咽痒、黏腻、疼痛或异物感等。

6）长期舌质红、淡胖或紫暗，或舌底脉络迂曲紫暗，舌苔白腻或黄腻，脉涩、数或滑（伏邪外显）。

7）性生活混乱或者有性病感染史，或者长期无正常性生活。

8）长期嗜烟酒史。

9）肿瘤标志物轻度异常。

10）前列腺 B 超检查见前列腺肥大、增生。

11）有长期致癌物接触史。

12）有恶性肿瘤家族史。

每项按 1 分计，总分 12 分，如果一个人占了 6 项，达 6 分，就表明已经进入恶性肿瘤形成前的癌前病变高危期，甚至有可能已经形成微小癌肿。

5. 前列腺癌的高危期预防

1）饮食健康：少饮酒，应摄取低脂肪、高蛋白的食物，可适当摄取豆类，如豆腐、豆浆等都是能够有效遏制前列腺癌的食品；多吃西红柿能有效降低前列腺癌发病风险。研究表明，血液中硒浓度较高的男性，患前列腺癌的概率会降低 4 ~ 5 倍，而绿色蔬菜中的有机硒更有利于人体吸收，所以男性可以多吃绿色蔬菜，如卷心菜、嫩茎花椰菜等。

2）注意体育锻炼：尤其是户外锻炼，不仅可以放松身体，还能够使人心情愉悦。这都能增强人体的免疫力，并且可改善前列腺的血液循环。

3）定期检查：男人到了 50 岁后就要特别注意预防前列腺癌。应定期到医院检查，尤其是有前列腺癌家族史的人，在 40 岁时就应该开始这些检查以便及早发现。

4）避免对前列腺长时间压迫：不要久坐不动，要适当休息并及时变换体位，避免前列腺局部充血的现象。

5）夫妻生活要有规律：对于有配偶的男性，应特别注意夫妻生活要有规律，短时间内频繁的夫妻生活易导致急性前列腺炎；同样，若长期不行夫妻生活，则会致使前列腺分泌物的大量蓄积，时间长了可导致前列腺过度紧张与充血，亦会引发炎症。

6）彻底治疗前列腺炎症，积极治疗前列腺增生。

【参考文献】

［1］温星桥，高新 . 激素非依赖性前列腺癌的分型治疗进展［J］. 国际泌尿系统杂志，2006，26（02）：182 – 185.

［2］罗鹏，赵松涛，王涛，等 . 肥胖、血脂与前列腺癌

发生及进展的关系［J］. 实用医院临床杂志，2017，14
（06）：16-20.

［3］杨进益，杨明州，魏伟，等. 前列腺癌发生发展的
流行病学研究进展［J］. 临床泌尿外科杂志，2017，32
（09）：721-725.

［4］刘昭，徐畅，王晓龙，等. 性伴侣数量与前列腺癌
关系的 Meta 分析［J］. 现代泌尿外科杂志，2016，21（12）：
939-942.

［5］洪西，刘利杰，俞建军. 前列腺癌诊断标志物研究进
展［J］. 临床泌尿外科杂志，2018，33（12）：1012-1015.

［6］奚春. 多种血清肿瘤标志物联合前列腺特异度抗原
检测在前列腺癌诊断中的价值分析［J］. 中国卫生检验杂志，
2017，27（24）：3585-3587.

［7］奚春. 多种血清肿瘤标志物联合前列腺特异度抗原
检测在前列腺癌诊断中的价值分析［J］. 中国卫生检验杂志，
2017，27（24）：3585-3587.

［8］刘伟，汪林军，李谛音，等. 番茄红素预防和治疗
良性前列腺增生与前列腺癌的研究现状［J］. 中国临床药理
学杂志，2018，34（20）：2477-2480.

［9］晓文. 如何预防前列腺癌［J］. 江苏卫生保健，
2016（17）：21.

第十五节　乳腺癌的高危期辨识与预防

　　乳腺是由皮肤、纤维组织、乳腺腺体和脂肪组成的，乳腺癌是发生在乳腺腺上皮组织的恶性肿瘤。99%的乳腺癌中发生在女性，男性仅占1%，女性乳腺癌发病率位居女性恶性肿瘤的第1。女性乳腺癌的发病年龄在0～24岁年龄段处较低水平，25岁后逐渐上升，50～54岁达到高峰，55岁以后逐渐下降。按分子分型，常见浸润性导管癌、导管原位癌、浸润性导管＋导管原位癌、小叶癌、髓样癌、黏液癌等。雌激素受体（ER）、孕激素受体（PR）、人表皮生长因子受体2（Her-2）表达丰度均较高的乳腺癌俗称三阳性乳腺癌，约占全部乳腺癌患者的12%，更容易发生淋巴结转移，预后可能是乳腺癌中最差的，内分泌治疗也难以改善患者预后，三阳性乳腺癌患者钼靶更容易表现为淋巴结肿大、肿块伴钙化或单纯钙化、边缘出现毛刺、颗粒样钙化、血管增粗的形式；三种受体均缺乏表达的乳腺癌俗称三阴性乳腺癌，占全部乳腺癌患者的12%～20%，是一种特殊类型的乳腺癌，该型乳腺癌肿块与良性肿块超声表现相似，容易误诊，且浸润性高，预后差，容易发生转移；三个受体中有一个或两个表达丰度较高，和三阳性乳腺癌合称非三阴性乳腺癌，在全部乳腺癌患者中为最常见。

1. 乳腺癌的常见症状

乳腺癌最早期无任何局部症状，但可以触及质地硬且无压痛的乳房内部结节；整体层面可能出现心烦易怒、悲观、月经不调等。随后可能出现以下症状。

1）乳头溢液：非妊娠哺乳期的乳头溢液发生率约为3%~8%，溢液颜色是无色、乳白色、淡黄色、棕色、血色等，可呈水样、血样、浆液样。一旦发生乳头溢液，应进行涂片细胞学检查以明确是否患有乳腺癌。溢液多数伴有乳腺肿块，单纯以乳头溢液为症状者少见。

2）乳头改变：肿瘤可以侵犯乳头或乳晕下区，导致乳头偏歪、回缩、凹陷等现象的发生。

3）局部皮肤改变：乳房皮肤出现橘皮样改变，即皮肤水肿且有毛孔处明显凹陷的改变，或出现乳房皮肤"酒窝"样凹陷，或有多个皮下小结节。

4）两侧乳房不对称：由于肿瘤的存在或与胸壁粘连，该侧乳房可出现体积或形态的变化。

5）乳房疼痛：少数乳腺癌病人有乳房隐痛、刺痛、胀痛或钝痛症状。

6）腋窝淋巴结肿大：少数病人首先出现腋窝淋巴结肿大。

自我观察与自我检查是发现早期乳腺癌的最便利方法。

1）观察法：除去上身衣服，对着镜子，观察乳房的形状、皮肤等情况，观察乳房是否对称或有无任何异常情况，如糜烂、红肿等。

2）触查法：举起左侧上肢，用右手三指（食指、中指、无名指）指腹缓慢、稳定、仔细地触摸乳房，沿左乳房顺时针或逆时针方向逐渐移动检查，从乳房外围起至少三圈，直至乳头。也可采用上下或放射状方向检查，但应注意不要遗漏任何部位。同时，一并检查腋下淋巴结有无肿大。最后，用拇指和食指轻轻挤压乳头，观察有无乳头溢液。如果发现有混浊的、微黄色或血性溢液，或其他征象应立即就医。检查右侧乳房方法同上。

乳腺癌发现越早，治愈的可能性越大。女性朋友每月应做一次乳房自查，若发现异常，应及时到医院做进一步专业检查，以便做到疾病的早发现、早诊断和早治疗。

2. 乳腺癌的主要危险因素

1）月经状况：以 13 岁为年龄界点，初潮年龄每提前 1 年，罹患乳腺癌的风险升高 5%；而绝经年龄每推迟 1 年，其罹患风险相应升高 2.9%。

2）婚姻、生育与哺乳：未婚是乳腺癌发病的独立危险因素；生育和哺乳可降低乳腺癌发病风险，每增加 12 个月的哺乳时间，可以降低 4.3% 罹患乳腺癌的风险；每增加 1 次足月妊娠分娩，则可以降低 7% 罹患乳腺癌的风险。人工流产与乳腺癌发病风险的关系暂时不确定。

3）身体质量指数（简称体质指数，又称体重指数，英文为 body mass index，BMI）、饮食：肥胖是乳腺癌发生的危险因素，食用猪肉、狗肉、羊肉、牛肉等高热量肉类均是乳腺癌发病的危险因素；不均衡饮食导致的肥胖能增加绝经后妇女（50～69岁）发生乳腺癌的概率，而早期营养（即宫内营养）过度造成出生体重过大是婴儿成年后绝经前发生乳腺癌的危险因素之一。高脂肪饮食还可诱导血浆催乳素升高，而动物实验已经发现血浆催乳素不但能诱导小鼠肿瘤的形成，加速肿瘤的生长，还可诱导乳腺癌细胞的转移，加快癌细胞的扩散，血浆催乳素与从脂肪组织中的雌酮转化而来的雌二醇对癌细胞的增殖具有协同作用。另外，长期饮用酒精、食用腌制食品也会增加乳腺癌的发病风险；食用杂粮、奶及奶制品、黄豆及其制品、新鲜蔬菜和水果则均能预防乳腺癌。

4）情绪与受教育水平：不良情绪对乳腺癌发病有一定的影响。据报道，农村地区的女性乳腺癌发病率显著低于城市，而已确诊的早期乳腺癌病人均在就诊前数年中曾经历过负性的生活处境、高度的工作压力或遭受过严重的精神创伤。同时，乳腺癌的发生与受教育的水平高低有关，文化素质较高女性的生活节奏、精神状态比文化水平较低的女性紧张，这种快节奏、高紧张的状态会通过心理－神经－内分泌－免疫机制引起应激反应，可严重影响内分泌和免疫功能。有报道指出，长期从事脑力活动者的精神往往处于压抑状态，如果这种状态不能得到及时、合理的疏导和改善，就会导致机体因抗病能力不足而难以抵御体内外致病因素的侵袭，最终引发癌变。负性生活事件多引起思、怒、悲、忧、惊、恐等情志改变，使气机失常，气、血、痰搏结而成乳腺癌。乳腺癌患者在遭遇负性生活事件时出现悲伤、无助等负性情绪，易采用回避、拖延等消极的应对方式，负性事件产生的不良情绪与消极应对方式共同作为心理应激源，通过影响机体功能而促发乳腺癌。

5）性生活：大量研究发现，女性乳腺癌与性生活有着紧密的联系。性压抑会造成乳腺增生、乳腺癌等疾病的概率，女性在有性反应时，乳房会有明显的变化，如乳头勃起、乳房增大等。释放的性张力有助于抑制痉挛和疼痛，所以性生活的质量直接影响到乳房的健康，舒适愉悦的幸福生活有助于预防乳腺癌，不适、疲劳、勉强或被迫的性生活会增加乳腺癌及其他妇科肿瘤的发病率。

6）锻炼：锻炼能使人身体健康，也是预防乳腺癌的主要渠道。锻炼可增强身体整体免疫性能，一定强度的锻炼对身体起到放松作用，加快身体血液循环，有利于对身体各部分器官疾病的防治，以上都是生活方式部分导致乳腺癌的主要因素。总的来说，运动能够提升机体供血量，加速新陈代谢，提升器官功能。运动疗法能够消除疲乏，缓解睡眠障碍，削减癌因性疲乏症状，另外也能够缓解因呕吐产生的副作用，提升自身效能和免疫水平，进而加强病患对于疾病的适应性。

7）环境因素：研究表明，紫外线、各种电离辐射以及各种化合物，例如苯乙烯、环芳烃、芳香胺类、亚硝胺类物质、真菌毒素和烷化剂等，会增加罹患乳腺癌的可能。长期吸入二手烟是乳腺癌的独立危险因素，并且被动吸烟时间越长，危险系数越高。

8）遗传因素：乳腺癌具有一定的遗传倾向性，呈现家族内的聚集现象。具体表现是乳腺癌家族人员患乳腺癌的概率高于一般人群 3 倍，而旁系亲属对乳腺癌的发生并无显著影响。所以，有乳腺癌家族史且直系亲属有患病史的家族人员属高危人群。医学界已经公认，遗传性乳腺癌由多个基因共同控制，其中 BRCA1 和 BRCA2 两个基因已被确定为研究遗传性乳腺癌最重要的高外显率基因，它们的突变与家族性乳腺癌发病的关系最为密切。BRCA1 和 BRCA2 基因分别位于人类第 17 和 13 号染色体上，两者均为抑癌基因，且都有参与 DNA 损伤修复、转录调节、细胞周期调控等功能。BRCA 突变是使乳腺癌具有遗传性的关键性因素，BRCA 突变基因的携带者的发病风险比非携带者高 10 ~ 25 倍，而无论是哪个基因发生突变均会增加乳腺癌的发病率。

3. 乳腺癌标志物

常用肿瘤标志物是血清肿瘤相关物质（TAM）、癌胚抗原（CEA）、糖类抗原 12 - 5（CA12 - 5）、糖类抗原 15 - 3（CA15 - 3）。一般要同时检查乳腺钼靶 X 射线。

4. 乳腺癌的高危期辨识

1）有长期持续或间歇性乳房胀痛等不适感，或后背、胁肋部不舒服。

2）长期不明原因的体重异常或热感异常（能量代谢异常），或自汗、盗汗。

3）长期神疲乏力（气虚）。

4）长期处于负面情绪状态（情志异常），或长期不明原因睡眠异常或噩梦、怪梦。

5）长期咽喉部感觉异常（伏邪外显），如咽干、咽痒、黏腻、疼痛或异物感等。

6）初潮过早或绝经期延迟。

7）长期舌质红、淡胖或紫暗，或舌底脉络迂曲紫暗；舌苔白腻或黄腻，脉涩、数或滑（伏邪外显）。

8）不哺乳或无性生活或性生活不和谐。

9）肿瘤标志物异常。

10）B超或钼靶检查见乳房有性质不明确的结节性病灶

11）长期处于致癌物环境以及有致癌物接触史。

12）有恶性肿瘤家族史。

每条按1分计，总分12分，如果一个人占了6项，达6分，表明已经进入恶性肿瘤形成前的癌前病变高危期，甚至有可能已经形成微小癌肿。

5. 乳腺癌的高危期预防

1）合理膳食：要吃主食，就是碳水化合物类，即米面类食物；荤素搭配，多吃蔬菜、水果、粗粮。

2）看淡得失，畅达情志：提高境界，减少妒忌、怨恨、悲观情绪产生，保持一个良好的精神状态；合理地安排工作生活与娱乐时间，有助于保持良好的免疫状态，减少乳腺疾病发生。

3）坚持锻炼：平日多参加体育锻炼，调整自己的生活节奏。

4）保持适量且愉悦的性生活。

5）规避环境致癌因素。

6）定期自检乳房或请医生检查。

7）有高危期危险时，用中医预防治疗。

【参考文献】

［1］马质莹，尚乃舰，蔡妙田，等. 孕激素及雌激素受体阳性乳腺癌 HER－2 受体与钼靶影像学特征及临床病理学特征的相关性分析［J］. 实用肿瘤学杂志，2019，33（01）：1-11.

［2］王晓稼. 乳腺癌分类治疗日新月异［J］. 肿瘤学杂志，2019，25（01）：1.

［3］苏菲，万冬桂，刘芳，等. 中医药防治三阴乳腺癌研究进展［J］. 中国中医基础医学杂志，2018，24（11）：1649-1651.

［4］王聪，姚昶. 男性乳腺癌的诊断与治疗［J］. 现代中西医结合杂志，2018，27（30）：3407-3412.

［5］沈飚，程克忠，许广照. 临床早期乳腺癌64例诊断分析［J］. 南通医学院学报，1998（01）：60.

［6］邵宏增，王丽，姜利强．超声造影对乳腺癌前病变的诊断价值研究［J］．影像研究与医学应用，2018，2（19）：2 - 4.

［7］张思浩，崔童星，王刚平，等．乳腺癌前期病变研究的最新进展［J］．临床普外科电子杂志，2017，5（01）：40 - 43.

［8］吴高春，王小燕，张瑞峰．乳腺癌前病变的研究进展［J］．中国冶金工业医学杂志，2016，33（03）：269 - 271.

［9］余艳琴，贾萌萌，郝金奇，等．中国女性三阴性乳腺癌发病相关因素的 Meta 分析［J］．中国肿瘤，2018，27（11）：881 - 888.

［10］赵明，翟燕红．膳食因素与乳腺癌发病及其预防关系的研究进展［J］．中国妇幼健康研究，2017，28（11）：1487 - 1490.

［11］陈彦国，吕付冰．乳腺癌发病相关危险因素的分析［J］．系统医学，2017，2（22）：25 - 27.

［12］王苗．外周血循环肿瘤细胞和肿瘤标志物在监测转移性乳腺癌治疗及预后中的价值［J］．实用癌症杂志，2019（01）：79 - 81.

［13］邝宇良，黄胜福，李安连，等．乳腺癌钼靶 X 线联合血清 CA125、CA153、CEA 检查对早期乳腺癌临床诊断的推广［J］．影像研究与医学应用，2018，2（22）：239 - 241.

［14］张光伟，马永红，谭姣，等．肿瘤危险因素与预

防控制策略［J］. 陕西医学杂志，2018，47（09）：1219 -

1221 + 1225.

　　［15］胡震，朱信屹. 乳腺癌的预防［J］. 实用肿瘤杂

志，2016，31（05）：409 - 414.

第十六节 宫颈癌的高危期辨识与预防

宫颈癌是妇科临床中常见的恶性肿瘤之一，常见鳞癌、腺癌和腺鳞癌三种病理类型，其发病率仅在女性乳腺癌之下，其中原位癌发病年龄主要集中在 32 岁左右，浸润癌的发病年龄主要集中 50 岁左右，并且近年来此病的发病趋势呈现出上升状态势，患病趋势逐渐向年轻化方向发展，人乳头瘤病毒（HPV）反复感染是年轻女性宫颈癌发病的主要原因。与其他恶性肿瘤相比，宫颈癌具有明确的致病因素和较长的可逆转的癌前病变期，若能早期发现，及时治疗，宫颈癌患者的五年生存率可达 93.4%；若在高危期或之前预防则效果更佳。

1. 宫颈癌的常见症状

1）阴道不规则出血：在患有宫颈癌的患者之中，早期出现阴道不规则出血症状约占所有患者的 82.3%。并且还有一些老年妇女，其实早已经绝经，但突然出现月经来潮，而且出血量比较少，无腹痛以及腰痛等症状，这种症状主要是因为患者阴道出现异常出血。对年轻患者而言，其出血的性质主要表现为接触性出血，主要在性生活过程中出现，也可出现于妇科检查过程中或是便后出血。从出血量方面来看，年轻患者的出血量有一定的不固定性，时而多时而少，主要受患者病灶大小以及侵蚀间质内血管的具体情况影响，但在早期时出血量一般较少，而晚期出现病灶扩大致使出血量增多。除此之外，年轻患者在早期症状中还会出现经期延长、经量增多、周期缩短等症状。

2）疼痛：如果患者的腰骶部或者是下腹部出现经常性疼痛，并且当进入经期或者是性生活以及排便时，这种疼痛变本加厉，这便有可能是早期宫颈癌的征兆。当出现的炎症沿着阔韧带底部或者是子宫骶韧带进行扩展时，就会导致慢性子宫旁结缔组织炎，在这种情况下，患者的子宫主韧带会出现增粗的迹象，导致患者的疼痛加剧。

3）宫颈糜烂：宫颈糜烂是宫颈癌患者的一般临床症状。无论是年轻患者还是老年患者，如果其宫颈糜烂经过长期治疗并未达到痊愈时，会使宫颈癌的发病概率增高，因此，一旦出现宫颈糜烂，患者应予以重视以防止出现癌变。

4）阴道分泌物增多：这里所指的分泌物主要是指白带，这是由于宫颈癌出现后，会对宫颈腺体进行刺激，从而使其出现分泌亢进，并且随着癌症的逐渐发展，阴道中便会出现淘米水状浑浊液体或者是化脓性并带有血液的浆体，这些分泌物附带腥臭味，这主要是由于癌组织出现坏死脱落而引发的感染，从而形成此类症状。

2. 宫颈癌的主要危险因素

1）性生活不节：性生活过早、早婚早育、性生活紊乱以及多产等行为会增加宫颈癌发病风险。性生活过早是指 18 岁以前已有性生活，早婚指 20 岁以前已结婚。结婚 2 次以上的女性宫颈癌患病率明显上升，统计学上有极明显的差异。妇女与多个男子发生性关系，其患宫颈癌的概率亦会增高，调查结果显示，在人群中去除性行为混乱因素，可使宫颈癌发病减少 50.8%。

2）高危男性性伴侣影响：凡配偶有阴茎痛、前列腺癌或其前妻曾有宫颈癌者均为高危男子，与高危男子有性接触的妇女易患宫颈癌。研究还发现宫颈癌的发病可能与包皮垢中所含有的胆固醇有关，胆固醇通过与细菌相互结合之后，能够受细菌作用的影响致使癌物质产生，由于性生活卫生处理不够得当，导致致癌物质传至宫颈内部，最终诱发宫颈癌。

3）宫颈局部感染：宫颈癌的病因还与一些传染病毒有着密切的关系，主要列入研究的病毒有三种：①人类疱疹病毒Ⅱ型（HSV-2），之所以称其与宫颈癌存在密切的关系，是由于此病毒的抗体检查在浸润性宫颈癌患者之中占据着较大的比例；②人类乳头瘤病毒（HPV），通过对各种类型的宫颈癌组织进行此病毒的特异性抗原检测发现，检测的结果表明宫颈癌与此病毒存在着直接的关系；③人类巨细胞病毒（CMV），通过国内外相关研究人员研究报告表明，宫颈癌病变之前将出现不典型性增生，并且患者的血清中 CMV 抗体的滴度一般都比较高，通过对动物进行实验之后发现，CMV 的恶性转化能力比较强。其他细菌、滴虫、真菌等感染未及时治疗或治愈会导致宫颈长期慢性炎症状态，同样增加宫颈癌发病风险。去除卫生不良因素可使宫颈癌发病率下降24.3%。

4）情志不畅：长期情绪压抑或者高压力状态，情志不畅，会导致内分泌紊乱，增加所有癌症发病风险，包括宫颈癌。

3. 宫颈癌标志物

鳞状上皮细胞癌抗原（SCC）是宫颈癌最常见的检测标志物，但单独应用SCC诊断宫颈癌有一定的局限性，通常与人附睾蛋白4（HE4）、糖类抗原12-5（CA12-5）、糖类抗原19-9（CA19-9）、癌胚抗原（CEA）联合检测。

4. 宫颈癌的高危期辨识

1）性生活不节：性生活过早，早婚早育，性生活紊乱以及有多产史等。

2）长期咽干、口苦或咽部异物感（梅核气）。

3）长期用劣质染发品染发或使用其他劣质化学性化妆品、洗漱用品或长期使用不合格的卫生用品。

4）长期情绪异常，或睡眠异常。

5）长期乏力，或者下腹部长期有疼痛、怕冷症状，或者腰酸、尿频、尿急。

6）长期发热、出汗，或者非肥胖型食欲下降，消瘦或肥胖。

7）性伴侣不匹配：性伴侣阴茎过长或包皮过长或是尖锐湿疣感染者，或者性生活混乱或性欲过强或长期性交不适。

8）慢性感染或慢性炎症：有慢性 HSV‐2、HPV、CMV 等病毒感染，测得对应抗体阳性，或者有其他细菌、滴虫、真菌等感染，或者长期处于宫颈慢性炎症状态，或者会阴部散发异味。

9）有肿瘤家族史。

10）大便溏稀或干结，舌质暗红或淡紫，或舌底脉络紫暗迂曲，苔腻或黄，脉细滑或弱或涩。

11）宫颈刮片巴氏涂片或者液基薄层细胞（TCT）检测见异型细胞。

12）SCC、HE4、CA12‐5、CA19‐9、CEA 等肿瘤标志物中有轻度异常者。

按每项 1 分计，若出现 6 项，达 6 分，即为胰腺癌高危期，需要预防治疗。

5. 宫颈癌的高危期预防

1）节房事：避免滥交和房事过度，以性交愉悦、不影响工作为度。

2）洁房事：注意会阴部及阴道卫生，包括性伴侣卫生，减少感染发生与性病传播。

3）平衡膳食：荤素搭配合理，保持粗粮、水果、干果的摄入。

4）畅达情志：保持良好的心情，有利于使人体维持在健康有效的免疫状态，减少各种疾病发生。

5）积极治疗各种妇科炎症。

6）及时接种预防 HPV 感染的疫苗，定期进行妇科体检、中医调治。

7）坚持适度锻炼。

【参考文献】

［1］黄晓梅．宫颈癌的早期症状及影响因素研究［J］．中国继续医学教育，2018，10（07）：79－80.

［2］谢珊艳，任鹏．宫颈癌发病年轻化的趋势分析与相应对策［J］．中医药管理杂志，2018，26（05）：10－12.

［3］王丹阳．中国女性子宫颈癌发病相关危险因素的 meta 分析［D］．吉林大学，2017.

［4］王春桃，刘洋，梁戈玉．宫颈癌发病行为危险因素研究进展［J］．肿瘤基础与临床，2016，29（01）：90－93.

［5］胡春霞，李小丰，余贵意．已婚妇女宫颈癌发病影响因素 Meta 分析［J］．中国公共卫生管理，2015，31（06）：936－937.

［6］张蓉，黄寅虎，钟小林，等．宫颈癌研究新进展［J］．现代生物医学进展，2015，15（33）：6583－6586.

［7］李利，陈玲英，厉丹丹．中国已婚妇女宫颈癌发病相关影响因素 Meta 分析［J］．中国性科学，2015，24（11）：

42 - 45.

［8］王颖. 宫颈癌发病相关因素的研究分析［J］. 实用预防医学，2014，21（03）：345 - 347.

［9］文丽芳，孙立新. 宫颈癌发病因素与预防措施的研究进展［J］. 中国现代药物应用，2012，6（06）：116 - 117.

［10］马丽华，古扎丽努尔·阿不力孜. 男性与宫颈癌发病高危因素研究［J］. 重庆医学，2011，40（28）：2888 - 2891.

第十七节　卵巢癌的高危期辨识与预防

卵巢癌是卵巢中细胞发生的恶性肿瘤，占女性常见恶性肿瘤的 2.4% ~ 6.5%，其发病率仅次于宫颈癌和子宫体癌，居妇科生殖系统恶性肿瘤第 3 位，而死亡率是第 1 位。卵巢在胚胎发生上具有特殊性，且组织结构及成分均较复杂，因而是全身各脏器原发肿瘤类型最多的部位。临床一般按照组织发生学将卵巢恶性肿瘤分为以下几大类：①卵巢上皮癌，发生于胚胎时的体腔上皮，如浆液性癌、黏液性癌、卵巢子宫内膜样癌、透明细胞癌等，占卵巢恶性肿瘤的 85% ~ 90%；②卵巢生殖细胞肿瘤，如成熟及未成熟性畸胎瘤、无性细胞瘤、胚胎癌等；③卵巢性索间质肿瘤，如颗粒细胞瘤、硬化间质瘤、类固醇细胞瘤等，多具有分泌甾体类固醇激素的功能；④卵巢非特异性或混合性生殖细胞 - 性索间质肿瘤，较少见，如性腺母细胞瘤等；⑤卵巢其他类型肿瘤，如妊娠绒癌、高钙型小细胞癌、基底细胞瘤、Wilms 肿瘤等；⑥卵巢继发性或转移肿瘤，由胃肠道、乳腺及盆腔脏器的恶性肿瘤转移而来，如克鲁肯贝格瘤等。卵巢癌可发生于任何年龄，一般多见于绝经期妇女。不同类型的卵巢癌，其年龄分布不尽相同，卵巢上皮癌于 40 岁之后迅速增多，发病高峰年龄段为 50 ~ 60 岁，70 岁以后逐渐下降；卵巢性索间质肿瘤类似上皮癌，发病率随着年龄增长而上升；而生殖细胞肿瘤则常见于 20 岁以下的年轻女性。

1. 卵巢癌的常见症状

1）常见症状：90% 以上的卵巢癌患者至少会出现一种腹部症状（77%）、泌尿系症状（34%）和盆腔症状（26%），其中生殖系统症状所占比例最小。临床症状主要包括胀气、恶心、消化不良、腹痛和下背痛、尿频、尿急、性交痛和乏力等，还可能出现绝经后再次来潮、直肠出血等。

2）在浸润性卵巢癌患者中，不适感包括腹部膨大、腹硬、腹胀、不能解释的体重增加或体重减轻、盆腔或腹部不适、胸痛或呼吸困难。

3）体征：卵巢处扪及包块、条索状物。

2. 卵巢癌的主要因素

1）生育因素：目前普遍认为，持续性排卵可使卵巢上皮细胞反复经历损伤 – 修复过程，从而发生恶性转化，增加罹患卵巢癌风险，因此，独身或终生未育妇女卵巢癌发病率较高；而妊娠及哺乳期妇女，因卵巢停止排卵，故对卵巢具有一定的保护作用；不孕症患者，若频繁使用促排卵药物，会加剧卵巢上皮损伤，使得卵巢癌发病风险增加。

2）内分泌因素：内源性或外源性雌激素的长期暴露，除通过反馈调节下丘脑 – 垂体功能增加卵巢活动损伤概率外，还可直接促进卵巢细胞生长、增殖。绝经后接受激素替代治疗，特别是应用单纯雌激素而无孕激素保护的妇女，卵巢癌发病风险显著增高，且风险值随服药时间的延长而显著增高。乳腺癌、子宫内膜癌多并发卵巢癌，这3种疾病均对雌激素具有依赖性。另外，在卵巢功能不全，如月经初潮时间推迟、卵巢早衰、绝经期提前、痛经、不育等人群中，卵巢癌也往往好发。

3）环境、职业因素：卵巢对工业烟雾污染及香烟较为敏感，环境烟雾中的多环芳香烃化合物、苯并芘等能以强反应物形式破坏卵母细胞；每天吸烟超过20支的妇女闭经较早，卵巢黏液性癌的发病率较不吸烟妇女高1倍；女性经常接触滑石粉、石棉等，可诱发卵巢浆液性癌，发病风险较不接触这些物质的女性增高30%；长期暴露于电离辐射，也会破坏卵母细胞，从而增加发病风险。

4）遗传因素：遗传因素是卵巢癌发生最主要也是最确定的高危因素，约10%的卵巢癌与遗传因素有关。一级亲属中有1例以上曾患卵巢癌的女性，其患病风险较普通女性增加5%～7.5%。目前，遗传学及流行病学研究已证实2种主要的卵巢癌遗传综合征，即遗传性乳腺癌－卵巢癌综合征（HBOC）和遗传性非息肉病性结直肠癌综合征（HNPCC）的患者家族中卵巢癌发病率均较高。在遗传性卵巢癌中，HBOC所占比例较高，其发生与BRCA1、BRCA2基因突变有关，携带BRCA1基因突变的妇女，患卵巢癌的风险高达65%，而HNPCC家族成员还可能罹患结肠癌、子宫内膜癌、胃癌等多种肿瘤，其卵巢癌发生风险较普通人群高 3.5 ~ 8.5 倍。

5）饮食和精神因素：高脂肪、高胆固醇饮食及肥胖均为卵巢癌高危因素，饮食中纤维素、胡萝卜素及维生素 A、C、E 缺乏也与发病有关，而素食人群的卵巢癌发生风险低于非素食人群。另有分析发现，A 型血者卵巢癌发病率高，O 型血者发病率较低。性格急躁及长期精神刺激，可导致宿主免疫监视系统受损，从而促进肿瘤的生长。

6）不良用药或卫生用品：①促排卵药物：长期使用促排卵药物如克罗米芬，特别是促排卵后未能妊娠者发生卵巢癌的危险性明显增加。②激素替代料法：有研究显示使用雌激素替代疗法可使卵巢癌发生的危险性增加。③滑石粉：将一些含有滑石粉的卫生用品直接涂于女性外生殖器，或用含有滑石粉的卫生巾也具有一定的致癌作用。

3. 乳腺癌标志物

血清 CA125、CA19 – 9、甲胎蛋白（AFP）、人绒毛膜促性腺激素（HCG）、人附睾蛋白 4（HE4）等，要结合 B 超、CT、MRI 检查，综合考虑。

4. 卵巢癌的高危期辨识

1）女性，年龄超过 45 岁，独身或终生未育或性生活不和谐。

2）长期不明原因的体重异常或热感异常（能量代谢异

常）或自汗、盗汗。

3）长期神疲乏力（气虚）。

4）长期处于负面情绪状态（情志异常），或者长期不明原因睡眠异常或噩梦、怪梦（情志异常、正邪纠结不解）。

5）长期咽喉部感觉异常。

6）少腹长期不适。

7）长期舌质红、淡胖或紫暗，或舌底脉络迂曲紫暗，舌苔白腻或黄腻，脉涩、数或滑（伏邪外显）。

8）有慢性附件炎症。

9）肿瘤标志物轻度异常。

10）影像学检查见性质不明确的结节性病灶。

11）有长期致癌物接触史。

12）有恶性肿瘤家族史。

每条按 1 分计，总分 12 分，如果一个人占了 6 项，达 6 分，表明已经进入恶性肿瘤形成前的癌前病变高危期，甚至有可能已经形成微小癌肿。

5. 卵巢癌的高危期预防

1）规避环境、职业、卫生用品的致癌因子：加强环境保护，净化空气，减少或避免接触滑石粉尘，远离电离辐射等。

2）合理的饮食结构：少食高脂肪、高热量食物，多食蔬菜、水果、粗粮。

3）预防性切除输卵管及卵巢：乳腺癌及卵巢癌的发生与

BRCA、BRCA2 基因突变有关。通常这两种基因是防止肿瘤发生的，但是当一个人从其父亲或母亲中遗传了突变的基因则失去其防癌作用，因此明显增加了肿瘤发病的机会。对这些人群应考虑施行预防性卵巢切除，应与患者本人及其家属充分讨论后，由患者做出决定。

4）口服避孕药，减少或停止排卵：口服避孕药是可以达到保护卵巢的作用。也有报道施行永久性绝育如输卵管结扎及子宫切除可降低卵巢癌发病。

5）畅达情志：保持良好的心情，有助于维持免疫系统健康。

6）坚持锻炼：坚持锻炼有助于预防一切疾病。

7）健康的生活方式：包括足够的睡眠，与亲人、同事融洽相处等。

【参考文献】

[1] 张贵宇，江森，张富兰，等 . 卵巢上皮性癌发病影响因素的初步分析 [J]. 中华妇产科杂志，1996（06）：38 - 41.

[2] 黄汉陵，徐航，向安琳 . HE4、AFP、CA125 和 CEA 在卵巢癌中的诊断意义 [J]. 中国免疫学杂志，2018，34（11）：1712 - 1715.

[3] 李炜，智明春，李贞爱，等 . CA125、CA199、CEA 联合彩色多普勒超声诊断卵巢癌的临床价值 [J]. 解放军预防医学杂志，2018，36（10）：1312 - 1314.

［4］凌玲，程文国，傅丹，等．CA125、CA19 - 9、AFP及 CEA 在卵巢肿瘤诊断中的临床意义［J］．国际检验医学杂志，2018，39（20）：2538 - 2541 + 2544.

［5］李小亚，高炯，谢洋，等．高频多普勒超声检查联合血清肿瘤标志物对卵巢良、恶性肿瘤诊断价值研究［J］．空军医学杂志，2018，34（05）：323 - 326.

［6］甘贝贝．卵巢癌到底该不该筛查［J］．江苏卫生保健，2018（06）：20 - 21.

［7］张远丽，陈明明，张师前．2017 ACOG《遗传性乳腺癌卵巢癌综合征》指南解读（卵巢癌篇）［J］．中国实用妇科与产科杂志，2017，33（11）：1164 - 1166.

［8］苏言．降低遗传性卵巢癌风险的建议［J］．江苏卫生保健，2015（13）：22 - 23.

［9］谭芳春，李力．卵巢癌分子分型及其临床应用的研究进展［J］．肿瘤防治研究，2018，45（02）：106 - 109.

［10］狄文，胡媛．卵巢癌的大数据研究［J］．中国实用妇科与产科杂志，2018，34（01）：18 - 22.

第十八节　白血病的高危期辨识与预防

白血病是一类造血干细胞恶性克隆性疾病。克隆性白血病细胞因为增殖失控、分化障碍、凋亡受阻等机制在骨髓和其他造血组织中大量增殖累积，并浸润其他非造血组织和器官，同时抑制正常造血功能。白血病包括粒细胞性白血病、淋巴细胞性白血病、NK 细胞性白血病，根据发病的程度分为急性白血病和慢性白血病。白血病和淋巴瘤在临床上容易混淆，当恶性淋巴细胞在血液中达到 30% 以上，就称为淋巴细胞性白血病，30% 以下的就叫淋巴瘤。白血病是 15 岁以下儿童发病率较高的恶性肿瘤，死亡率居儿童恶性肿瘤第一位。据报道，我国各地区白血病的发病率在各种肿瘤中占第六位。

1. 白血病的常见症状

临床可见不同程度的贫血、出血、感染发热，以及肝、脾、淋巴结肿大和骨骼疼痛。

2. 白血病的主要危险因素

1）家族易感性：直系亲属有罹患白血病或其他恶性肿瘤病史的人群发病率升高。

2）有害化学物质暴露：儿童自身和父母在孕期苯、甲醛、铅等致癌物暴露及电离、电磁辐射暴露，母亲孕期服用抗生素、解热镇痛药、吸烟，母亲孕期和儿童自身杀虫剂暴露等是白血病的危险因素；母亲接触暴露的化学物质、油漆，既往流产史、孕期感冒，父亲接触暴露的柴油、汽油、油漆均为儿童白血病发病的危险因素。最新研究显示，室内装修也是常见的致病因素之一。

3）病毒感染：有证据显示，反复病毒感染是白血病发病的危险因素。

4）饮食失衡：德国的一项研究显示，儿童或青少年过食肉类，进食蔬菜、水果太少，会导致白血病发病率升高。

3. 白血病标志物

糖类抗原125（CA12-5）、趋化因子受体4（CXCR4）对诊断成人白血病有一定参考价值，但白血病的诊断最终要依靠骨髓穿刺。

4. 白血病的高危期辨识

1）有偏食肉类的饮食失衡习惯。

2）肥胖，容易鼻出血、牙龈出血。

3）平时几乎不感冒，近期却出现不明原因咳嗽。

4）运动少，食欲佳。

5）长期不明原因的体重异常或热感异常（能量代谢异

常），或自汗、盗汗。

6）长期神疲乏力（气虚）多是气虚或湿困的征象，气虚是"癌毒"滋生的常见内因，湿邪是滋生癌毒常见邪气之一。

7）长期情绪暴躁（情志异常），或长期不明原因睡眠异常或噩梦、怪梦（情志异常、正邪纠结不解）。

8）长期咽喉部感觉异常（伏邪外显），如咽干、咽痒、黏腻、疼痛或异物感等。

9）长期舌质红、淡胖或紫暗，或舌底脉络迂曲紫暗，舌苔白腻或黄腻，脉涩、数或滑（伏邪外显）。

10）肿瘤标志物异常（正邪纠结不解）。

11）血常规中的白细胞系、红细胞系、血小板系中出现一系异常。

12）有恶性肿瘤家族史。

每条按1分计，总分12分，如果一个人占了6项，达6分，就是高危期。

5. 白血病的高危期预防

1）避免有害物质暴露：备孕的父母及儿童避免有害化学物质暴露。

2）饮食节制、平衡：避免贪吃肉类，增加蔬菜、水果摄入。

3）坚持锻炼，保证汗液、二便、痰液四大基础排泄正常。

4）儿童、青少年尽量选择中医治疗感冒。

5）出现不明原因咳嗽、低热、出血要及时就诊。

【参考文献】

［1］陈慎，田文芳，易素芳，等．不同血清标志物在儿童白血病合并感染患者早期诊断中的价值［J］．中国医学工程，2018（12）：6-9.

［2］李文飞，吕建．血清生物标志物在成人急性淋巴细胞白血病中表达分析［J］．临床血液学杂志（输血与检验），2016，29（04）：613-615.

［3］杨雯雯，孙业桓，沈国栋，等．中国儿童白血病发病与室内装修关系的 Meta 分析［J］．中国循证医学杂志，2017，17（12）：1450-1455.

［4］杨雯雯．中国儿童白血病发病危险因素的 Meta 分析［D］．安徽医科大学，2016.

［5］王丹，阎青青，黄惠敏．妊娠期间家长环境危险因素对儿童白血病的影响［J］．中国现代医学杂志，2018，28（26）：108-112.

第十九节　脑瘤的高危期辨识与预防

　　颅内肿瘤俗称脑瘤，一般指从大脑至脊髓的各种良性、恶性及动态未定或动态未知肿瘤的总和，包含了超过 100 种形态学亚型的肿瘤。其他脏腑肿瘤转移到颅内，属于原发肿瘤的防治范围。2014 年全国脑瘤新发病例 10.12 万例，占全部恶性肿瘤发病的 2.66%，位居恶性肿瘤发病顺位的第 9。脑瘤发病率女性高于男性，城市高于农村。

1. 脑瘤的常见症状

　　脑瘤症状取决于脑瘤位置。初始常见的局灶性症状有运动及感觉功能障碍，表现为肢体的乏力、瘫痪及麻木，抽搐或癫痫发作，视力障碍、视野缺损，嗅觉障碍，神经性耳聋，语言障碍，平衡失调，智能衰退，精神症状及内分泌失调、发育异常等。瘤体增大后，典型症状是头痛、呕吐及视盘水肿。

2. 脑瘤的主要危险因素

　　脑瘤危险因素复杂，大多数尚不确定，可能有以下因素。

　　1）电离辐射确定是可使脑瘤发病风险明显增加的环境危险因素。所以长期使用手机或电脑有可能增加脑瘤发病率。

2）肿瘤家族史确定与脑瘤特别是神经胶质瘤的发病密切相关。

3）单因素分析提示吸烟年限超过 30 年、饮白酒年限超过 30 年、头部外伤、暴露铅、放射线、汽油柴油、农药及家庭一级亲属癌症史与脑胶质瘤的发生有联系。多因素分析发现家族一级亲属癌症史、放射线与脑胶质瘤有关联。

4）性格内向是脑瘤危险因素之一。

5）父亲从事金属工业、机械工业、印刷业等与其后代发生脑瘤有关，而且这些职业正值其配偶孕前与婴儿出生时关系更为密切。常见的职业接触金属包括铅、锡、镉、锌等，金属毒物特别是重金属毒物可使父亲的生殖细胞发生损害，导致其后代发生脑瘤。父母职业暴露于农药、汽油等化学物质均增加其子女脑瘤发病风险。

3. 脑瘤标志物

脑脊液的巨噬细胞集落刺激因子（GSF）可以作为一个标志物。脑瘤的诊断主要依靠 CT 和 MRI 检查。

4. 脑瘤的高危期辨识与预防

1）有长期记忆力下降、注意力不能集中或者头蒙、头昏症状。

2）长期神疲乏力（气虚）。

3）长期处于抑郁或被压抑的负面情绪状态（情志异常）；

或者长期不明原因睡眠异常或噩梦、怪梦（情志异常、正邪纠结不解）。

4）长期咽喉部感觉异常（伏邪外显），如咽干、咽痒、黏腻、疼痛或异物感等。

5）长期轻微、间歇性头痛或肢体麻木（正邪纠结不解），排除颈椎病等神经压迫性疾病。

6）不明原因的体重异常或热感异常（能量代谢异常），或自汗、盗汗。

7）长期舌质红、淡胖或紫暗，或舌底脉络迂曲紫暗，舌苔白腻或黄腻，脉涩、数或滑（伏邪外显）。

8）肿瘤标志物轻度异常（正邪纠结不解）。

9）有长期致癌物接触史。

10）有恶性肿瘤家族史。

每条按 1 分计，总分 10 分，如果一个人占了 6 项，达 6 分，就是高危期。

5. 脑瘤的高危期预防

1）规避电离辐射，包括各种放射源，避免长时间使用电脑、手机。

2）畅达情志，减少抑郁。

3）多吃蔬菜、水果，食用生大蒜可以预防脑瘤。

4）减少与油漆、苯、柴油、汽油、农药等化学物质，以及铅、锡、镉、锌等重金属接触。

5）饮茶，少量饮酒。

【参考文献】

［1］韩仁强，周金意，郑荣寿，等.2014 年中国脑瘤发病与死亡分析［J］. 中国肿瘤，2019，28（03）：161－166.

［2］邵永祥，谢欣，翟秀伟，等. 大庆地区原发脑瘤危险因素的研究［J］. 齐齐哈尔医学院学报，2008，29（22）：2694－2696.

［3］王淳良，黄勤，刘泉开. 老年人颅内肿瘤 53 例临床分析［J］. 实用癌症杂志，1989（02）：98－100.

第二十节 骨肉瘤的高危期辨识与预防

骨肉瘤（osteosarcoma，OS）是威胁青少年生命健康的一种高度恶性骨肿瘤。骨肉瘤好发于长骨或者血运供应充足的干骺端，膝关节周围肿瘤（股骨远端、胫骨近端、腓骨近端）占全部骨肉瘤疾患的近80%，10~30岁多发，以母胞性肉瘤为常见（72%）。由于实体瘤的组织异质性和对放化疗的耐受性不同，导致骨肉瘤的肺转移率显著升高且预后较差。

1. 骨肉瘤的常见症状

骨肉瘤患者早期会出现间歇性骨疼痛，在应力情况下加重，部分患者在外伤后出现，此时X线若无明显异常就可以排除诊断。骨肉瘤形成时，疼痛为持续性，夜间更明显。

2. 骨肉瘤的主要危险因素

1）有较长时间有害化学物质接触史。

2）有反复骨骼创伤或疲劳史，譬如踢足球、长跑反复引起损伤。

3）有慢性骨感染，譬如骨髓炎、骨骺炎。

4）饮用水中含氟量高。

5）有恶性肿瘤家族史。

6）有良性骨瘤史。

3. 骨肉瘤标志物

多胺（polyamine）是恶性骨肉瘤标志物，血清淀粉样蛋白 A（SAA）是预示恶性骨肉瘤的指标，胰岛素样生长因子 1（IGF－1）和胰岛素样生长因子结合蛋白 3（IGFBP－3）是骨肉瘤恶性程度标志物。

4. 骨肉瘤的高危期辨识

1）有反复某处骨损伤或疲劳史。

2）有良性骨瘤病史。

3）长期处于抑郁或被压抑的负面情绪状态（情志异常），或者长期不明原因睡眠异常或噩梦、怪梦（情志异常、正邪纠结不解）。

4）长期咽喉部感觉异常（伏邪外显），如咽干、咽痒、黏腻、疼痛或异物感等。

5）长期轻微、间歇性局部骨痛或肢体麻木（正邪纠结不解），排除神经压迫性疾病。

6）不明原因的体重异常或热感异常（能量代谢异常），或自汗、盗汗。

7）长期舌质红、淡胖或紫暗，或舌底脉络迂曲紫暗，舌苔白腻或黄腻，脉涩、数或滑（伏邪外显）。

8）肿瘤标志物轻度异常（正邪纠结不解）。

9）有长期致癌物接触史。

10）有恶性肿瘤家族史。

11）有骨骺炎或骨髓炎等感染史。

每条按 1 分计，总分 11 分，如果满足 6 项，达 6 分，就是高危期。

5. 骨肉瘤的高危期预防

1）多体力劳动者注意休息：《素问·宣明五气》云："久视伤血，久卧伤气，久坐伤肉，久立伤骨，久行伤筋，是谓五劳所伤。"久立直接伤骨；久行伤筋，筋是骨之外围，伤筋就是间接伤骨。所以，体力劳动者或运动员应注意休息。

2）规避有害化学物质暴露。

3）饮食合理，注意蔬菜、粗粮、矿物质平衡。

4）避免饮用高氟水。

5）运用中医方法护肾。

【参考文献】

[1] 王威. 骨肉瘤流行病学研究［D］. 中国人民解放军医学院，2013.

［2］许传勇，马胜忠，顾雄华．骨肉瘤的早期症状及延迟诊断［J］．肿瘤防治杂志，2001，08（05）：551．

［3］任仰光，尤建宇，张宁，等．肿瘤标志物在骨肉瘤中的研究［J］．中国实验诊断学，2015，19（11）：1983－1985．

第二十一节　黑色素瘤的高危期辨识与预防

皮肤癌主要有三种类型，即黑色素瘤、基底细胞癌和鳞状细胞癌。其中基底细胞癌及鳞状细胞癌通常被称为非黑色素性皮肤癌（non－melanomaskincancer，NMSC），可通过外科手术治愈，一般属于非致命性。黑色素瘤是最致命的皮肤癌，可以发生于身体的任何部位，通常发生于皮肤，发于下肢的患者所占比例最大，发于躯干部的患者所占比例最小，直肠部位的女性患者略多于男性。黑色素瘤的发生可以没有前驱病变而直接发生，也可以发生于既往存在的良性黑色素细胞痣。我国城市地区皮肤黑色素瘤的死亡率、中标率、世标率和截缩率均高于农村地区；按年龄阶段看，发病率在 0～24 岁处于相对较低水平，自 25 岁后开始缓慢上升，城市与农村地区的增长趋势在 50 岁以前相近，50 岁开始发病率快速上升，城市地区在 80 岁左右达到高峰，而农村在 85 岁左右达到峰值，在 50～80 岁年龄段，城市地区的发病率均高于农村地区。

1. 黑色素瘤的常见症状

原有的黑痣一旦发生感觉、大小、形状、颜色改变，就要警惕是否恶变成黑色素瘤。感觉改变：出现痛、痒、异物感；

大小改变：变大；形状改变：表面变高凸不平，或出现刺头或溃疡；颜色改变：变深，变红，变不均匀等。

可参考 ABCD 法则：A 为不对称性（asymmetric），B 为边界（bound），C 为颜色（color），D 为直径（diameter），将英文字母词头归纳为"ABCD"即指黑色素瘤具有不对称性、不规则的边界、不均匀的颜色、直径 >6mm 的特征。虽然这种方便记忆的"ABCD"法则是临床用于诊断黑色素瘤的标准，但对识别黑色素瘤的早期病变有很大的局限性，因为早期病变色素沉着相对均匀，境界清楚，直径多 <6mm，如生搬硬套"ABCD"法则可能漏诊早期病变和小黑色素瘤（直径 <5mm）。

2. 黑色素瘤的主要危险原因

1）吸烟：可能是烟雾中的有害物质经肺进入体内影响皮肤代谢，同时烟雾会直接损害皮肤。

2）经常少吃肉类、水果：少吃肉类机体就会缺乏修复损伤组织的蛋白质，少吃水果会缺乏维生素 C，皮肤抗氧化损伤能力下降，增加皮肤癌发病风险。

3）有慢性内科疾病，长期服用化学药物。

4）日光暴露或紫外线暴露太多。

5）较长时间接触有害化学物质：包括沥青、煤尘、铅粉、镁粉、农药、塑料、砷、橡胶、石油、苯酚、放射性同位素等。

6）皮肤多痣，有长期抓挠皮肤或者长期皮肤物理损害史。

7）长期使用有毒或劣质的化妆品、染发品。

8）有家族肿瘤史。

3. 黑色素瘤标志物

暂未发现特异性标志物。

4. 黑色素瘤的高危期辨识

1）容易感冒，一年感冒超过5次。

2）喜欢化浓妆或长期使用香水，或者较长时间有害化学物质接触史。

3）饮食不合理，缺少水果、粗粮和肉类摄入。

4）长期熬夜或长期在高原地区工作。

5）多痣皮肤。

6）长久抑郁或烦躁。

7）长期便秘。

8）咽干、咽痒，夜间更明显，排除反流性胃食管炎病因。

9）肿瘤家族史。

10）舌质暗红或淡，脉浮细或涩或浮滑。

每条1分，总分10分，符合6条达6分者为高危者。

5. 黑色素瘤的高危期预防

1）避免过度日光暴露，但晒太阳也不能太少。

2）避免使用劣质有毒的化妆品。

3）饮食均衡，保证摄入足量蔬菜、水果及适量肉类。

4）保持饮茶习惯。

5）容易摩擦部位若有黑痣，应及早祛除。

6）每天排便，保持皮肤卫生。

【参考文献】

［1］刘杰，朱丽萍，杨旭丽，等.2014年中国皮肤黑色素瘤发病与死亡分析［J］.中国肿瘤，2018，27（04）：241－245.

［2］唐智柳，石建伟，蔡美玉，等.中国皮肤黑色素瘤发病及其影响因素分析［J］.中国肿瘤，2014，23（10）：829－833.

［3］刘巍峰，牛晓辉.黑色素瘤发病机制初步探讨［J］.中国骨肿瘤骨病，2007（05）：293－296.

［4］蒋伟，刘晶，张继平.恶性黑色素瘤患者职业与发病部位的分析［J］.中国病案，2011，12（08）：59－60.

［5］吴星，袁定芬.黑色素瘤干细胞标志物研究及其相关治疗：认识与针对性［J］.中国组织工程研究，2018，22（01）：152－157.

［6］吴昌辉，魏矿荣，蔡昌金，等.中山市1970～1999年皮肤恶性肿瘤发病动态分析［J］.华南预防医学，2004，30（05）：8－10.

［7］刘瑶，张春敏.感染在某些皮肤病发病中的作用［J］.临床皮肤科杂志，2013，42（06）：386－388.

第二章

肿瘤患者的既病防变

第一节 总论

中医的治未病包括未病先防，既病防变。肿瘤的一般预防及高危期预防属于未病先防，对于已经确诊的肿瘤患者的治未病就是既病防变。广义的既病防变包括治疗、防止转移、防止复发，手段包括所有的治疗方法、康复措施，治疗方法包括根据病情进行的手术、化疗、放疗、靶向治疗、消融治疗、免疫治疗、中医治疗等，康复措施包括改变不良生活习惯、规避环境有害因子、锻炼、调畅情志、食疗（如何吃）、音乐治疗（如何听）及喝水、喝茶或代茶饮（如何喝）等。狭义的既病防变主要是防止转移、防止复发，其措施主要包括上述所有治疗康复措施、改变不良生活习惯及有害工作环境、锻炼，这些内容在肿瘤高危期预防中已经讲述了，可以通用；调畅情志属于患者人生认知和情绪调理范围，一是靠自己调节情绪，二是适当应用调畅情志的中药，三是选择倾听适当的音乐，有助于畅达情志，即应用音乐疗法。本篇主要讲述肿瘤患者可以自行进行的音乐治疗、食疗、茶疗，简称"音食茶"，目的是更好地预防肿瘤转移、复发。

1. 音乐疗法

音乐疗法是传统中医治疗方法体系中的一种方法，中医的

137

音乐疗法主要是五行音乐疗法。《素问·阴阳应象大论》论述五行、五脏与五音联系是:

"东方生风,风生木,木生酸,酸生肝,肝生筋,筋生心,肝主目。其在天为玄,在人为道,在地为化。化生五味,道生智,玄生神,神在天为风,在地为木,在体为筋,在脏为肝,在色为苍,在音为角,在声为呼,在变动为握,在窍为目,在味为酸,在志为怒。怒伤肝,悲胜怒;风伤筋,燥胜风;酸伤筋,辛胜酸。

"南方生热,热生火,火生苦,苦生心,心生血,血生脾,心主舌。其在天为热,在地为火,在体为脉,在脏为心,在色为赤,在音为徵,在声为笑,在变动为忧,在窍为舌,在味为苦,在志为喜。喜伤心,恐胜喜;热伤气,寒胜热;苦伤气,咸胜苦。

"中央生湿,湿生土,土生甘,甘生脾,脾生肉,肉生肺,脾主口。其在天为湿,在地为土,在体为肉,在脏为脾,在色为黄,在音为宫,在声为歌,在变动为哕,在窍为口,在味为甘,在志为思。思伤脾,怒胜思;湿伤肉,风胜湿;甘伤肉,酸胜甘。

"西方生燥,燥生金,金生辛,辛生肺,肺生皮毛,皮毛生肾,肺主鼻。其在天为燥,在地为金,在体为皮毛,在脏为肺,在色为白,在音为商,在声为哭,在变动为咳,在窍为鼻,在味为辛,在志为忧。忧伤肺,喜胜忧,热伤皮毛,寒胜热,辛伤皮毛,苦胜辛。

"北方生寒，寒生水，水生咸，咸生肾，肾生骨髓，髓生肝，肾主耳。其在天为寒，在地为水，在体为骨，在脏为肾，在色为黑，在音为羽，在声为呻，在变动为栗，在窍为耳，在味为咸，在志为恐。恐伤肾，思胜恐；寒伤血，燥胜寒；咸伤血，甘胜咸。"

即五音宫、商、角、徵、羽对应五脏的脾、肺、肝、心、肾，所以五音入五脏，可以用五音治疗对应的五脏疾病；五脏对应思、忧（悲）、怒、喜、恐（惊）七种情志活动，由于情志相胜关系是悲胜怒、恐胜喜、怒胜思、喜胜忧、思胜恐，所以又可以五音治疗其所胜情志异常，就是商音治怒、羽音治过喜（异常兴奋）、角音治思虑过度、徵音治忧伤、宫音治恐惧。

《内经》对五音的音调和音质的基本解释是："角谓木音，调而直也；徵谓火音，和而美也；宫谓土音，大而和也；商谓金音，轻而劲也；羽谓水音，沉而深也。"听不同调式的乐曲可使人产生不同情志的变化，解决不同问题。五音主要代表曲及适应证如下表。

起源于西方的音乐疗法与中医的五音疗法有一定差异。现代音乐疗法以物理学、心理学、生物学和社会学为支撑，以音乐作为媒介调节情绪，减轻患者心理压力、临床症状。传统五音疗法将乐曲按五音的理论，分宫调式乐曲、商调式乐曲、角调式乐曲、徵调式乐曲、羽调式乐曲。两种音乐疗法对"音"的差别对待决定了二者操作效果上的差异。如名曲《紫竹调》含五行之火的徵音和五行之水的羽音，患者配合该乐曲进行治疗，

音调	人脏腑	对应现代唱名	音调特点	代表曲目	对气机的作用	适应证
宫调	脾、胃	1-Do	典雅、柔和、流畅，敦厚庄重，犹如大地蕴含万物，辽阔宽厚	月儿高、春江花月夜、平湖秋月、塞上曲、月光奏鸣曲、十面埋伏、乌夜啼林、闲居吟、马兰开花等	促进全身气机的稳定，调节脾胃之气的升降	脾胃虚弱，饮食不化、恶心呕吐、消瘦乏力、神衰不眠等
商调	肺、大肠	2-Re	高亢、悲壮、铿锵有力、雄伟	将军令、阳春白雪、金蛇狂舞、阳关三叠、广陵散、高山流水、黄河大合唱	促进全身气机的内收，调节肺气的宣发和肃降	肺气不足、自汗、盗汗、咳嗽气短、头晕目眩、悲伤不能自控等
角调	肝、胆	3-Mi	舒展、悠扬、深远、高而不亢，低而不雕，让人感到春意盎然，生机勃勃	姑苏行、鹧鸪飞、春风得意、胡笳十八拍、江南丝竹乐、江南好、草木青青、绿叶迎风、步步高、行街	促进全身气机的上升、宣发和展放	肝气郁结、胸闷、食欲不振、性欲低下、月经不调、胆小易惊、心情郁闷等
徵调	心、小肠	5-So	轻松活泼、欢快、旋律热烈、如火焰跃动、热力四射	喜洋洋、步步高、紫竹调、喜相逢、山居吟、文王操、喜相逢、苏武牧羊、金蛇狂舞、汉宫秋月	促进全身气机的升提	心脾两虚、神疲乏力衰、心悸怔忡、胸闷气短、情绪低落、形寒肢冷等
羽调	肾、膀胱	6-La	清幽柔和，苍凉柔润、清澈光彩、如天垂晶幕、行云流水	船歌、梁祝、二泉映月、梅花三弄、汉宫秋月、平沙落雁、昭君怨、塞上曲、渔舟唱晚、小夜曲	促进全身气机的潜降	虚火上炎、心烦意躁、失眠多梦、腰膝酸软、性欲低下、肾不藏精、小便不利等

既可以应对心火过旺的症状，又可补火暖心使心脏不会过凉，类似《紫竹调》的五音乐曲都可对维护心脏功能运转产生效果。而现代音乐疗法是将音乐作为调节心理，使心理作用于生理的一种手段，对音乐没有详细的划分，仅强调节奏旋律，内容单一。音乐入耳，物理上引起鼓膜的振动，听者产生心理变化进而刺激大脑皮质，分泌各种激素运行体内以此来促进人体自愈，达到治疗目的。总体上，二者各有优点，而且在近几年，传统五音疗法与现代音乐疗法有交叉共流趋势，有人在研究五音疗法的过程中，引进现代先进的仪器和研究方法，或在研究现代音乐疗法时，也借鉴学习传统的五音理论。下文常见癌症患者的音乐治疗方法是以五音疗法思想为指导选择音调，具体音乐从上表音调对应的代表曲目中选听就行，或不按五音疗法选择，选择自己喜欢、让自己心情愉悦或心灵宁静的音乐也可。

2. 食疗

中医认为食物是性味平和、无毒的，可提供身体发育、成长基本营养的自然产物；药物是偏性大或者有毒性的自然产物，可以用于扶正、祛邪，及以偏纠偏或以毒攻毒。因此，药、食既有差异又同源，都可以作为手段营养身体，扶正祛邪以治病，以食物为主就是食疗，以药物为主就是治疗。食疗是中医防治体系中的重要部分，食疗既可以单独通过食物品种即食用方式达到防治目的，也可以配合适当药物，结合药物的偏性，以药膳的方式达到食治目的。肿瘤的发生和饮食习惯息息相关，食疗既是癌症预防的重要内容，也是癌症治疗要包括的重要内容。总体上，食疗对肿瘤患者的作用体现在五个方面：调养肿瘤患者体质及阴阳不调；补益肿瘤患者脏腑气血；帮助祛除邪气及辅助治疗肿瘤；帮助调节患者情绪；减轻放疗、化疗副作用。

肿瘤患者的饮食宜忌有共性。适宜饮食：新鲜蔬菜、水果、一定的粗粮、有抗癌作用的食物、可以提高免疫力的食物、易消化食物等，对普通人日常预防肿瘤也适宜。禁忌食物：霉变食物、腌制食物、精加工食物、高脂肪食物、温性大的食物，马肉、驴肉、鹅肉、羊肉、狗肉、猪脚、猪头肉等高热量食物一般忌食。

3. 茶疗

喝什么，如何喝，其实也属于食疗范围，但是喝与吃比较，在时间上，持续性更明显，所用材料和食物差异也比较大，所以将茶疗单独论述。茶和代茶饮是肿瘤患者喝什么要讲述的主要内容。关于茶疗，有一个问题不容回避，那就是茶和中药是否能同用的问题。对这个问题笔者已经做过系统研究，下面是该论文的一部分："茶有狭义、广义之分。狭义的茶（简称茶）主要是茶树的嫩芽采摘后经过一定工艺制备用于冲泡或煎煮服用的芽叶类制品，或以其为原料制备的饮品。广义的茶包括狭义的茶和代茶饮，代茶饮就是以类似于饮茶的方式泡服或煎服饮用的植物，可以是一种植物泡服或煎服，也可以多种植物同时泡服或煎服，如以菊花泡服，俗称菊花茶。狭义的茶起源于中国，是以神农为代表的中医药先贤在日常生活积累中和'尝百草'的中医药初期实践过程发现、发明的，从最初就既是日常饮品，又是一味中药。代茶饮伴随狭义茶的发展而发展，多是性味平和、可以长期饮用的叶类或花类植物中药。"

1. 茶的主要种类、功效与化学成分

按制备工艺分，茶分为绿茶、红茶、白茶、黑茶、黄茶、青茶等，不同种类茶的色泽、口感、化学成分及占比会有一定差异，但所含主要化学成分的种类差不多。从传统中医角度，茶有生津止渴、提神醒脑、防蛀固齿、消脂解腻、减肥轻身、解毒的作用；红茶偏温，绿茶偏凉，其他茶的寒温之性介于二者之间。现代研究显示，茶叶中含包括维生素 A 原、B 族维生素、维生素 E、维生素 C、维生素 P 在内的多种维生素，以及磷、钾、钙、镁、铁、锰、锌、铜、钴、硒等微量元素，还有20 多种氨基酸，包括黄烷醇类、黄烷酮类、酚酸类在内的 30多种酚类化合物，另外还有生物碱、茶多糖、芳香类物质。氨基酸主要影响茶汤香味和鲜味；茶多酚有防治心血管系统疾病、抗癌、防辐射、抑菌等作用；生物碱中含量较高的是咖啡碱，咖啡碱具有明显的兴奋中枢神经系统的作用，小剂量的咖啡碱可以兴奋大脑皮层，让人思维敏捷，提高学习效率；生物

碱中的茶碱有强心、利尿、溶解脂肪的作用；茶多糖可以降血糖、降血脂；芳香类物质决定了茶叶的香味。

2. 茶与中药能否同用的主要正反依据

茶不能和中药同用主要依据如下：①茶叶中含有鞣酸，会和药物中的蛋白质、生物碱或重金属盐等起化学反应，生成不溶性的沉淀物，影响人体对药物有效成分的吸收，导致疗效降低。②茶中的咖啡碱、茶碱能引起大脑皮层兴奋，会影响需要休息患者的休息，故此类患者不宜饮茶；宁心安神类中药用于治疗心悸、失眠、多梦、心烦等症状，茶降低安神药的疗效，服药时不宜用茶送服。③浓茶中咖啡碱含量高，咖啡碱能增强胃液分泌，影响溃疡的愈合。在治疗胃肠病时，尤其是活动性消化性溃疡患者在服药期间，不宜饮茶，更不宜饮浓茶。④茶中的鞣酸具有收敛作用，会妨碍人体对补益药中蛋白质等营养物质的吸收，且可以与其有效成分发生反应，减弱补益效果，所以服用补药时不宜饮茶。⑤贫血病人经常会服用含铁的补血药物及食用含铁成分比较多的食物，而茶叶中的鞣酸与铁反应，会生成不溶性沉淀物鞣酸铁，既影响药物的吸收，还会刺激胃肠道，引起不适。因此贫血患者或者服用补铁药时不宜饮茶。

茶和中药可以合用的主要依据如下：①茶本身就是一味中药，如《千金翼方》的"治石痈方，淡煮真好茶叶，服二三升，轻者一二服，即瘥"，即是以单茶为药，宋代三本官修方书《太平圣惠方》《圣济总录》和《太平惠民和剂局方》中共载 2 首茶药单方和 41 首茶药复方，并有 378 首以茶送药方，其中主治头面五官 189 首、胃肠 71 首、肢体经络 44 首和皮肤疮疡 42 首；典型代表方是《中国药典》录入的川芎调茶散：以茶水送服薄荷叶、川芎、荆芥（去梗）、香附子（炒）、或（细辛去芦）、防风（去芦）、白芷、羌活、甘草的混合研磨粉。②有很多茶的同类植物入药，譬如矮地茶就是茶的同类植物，是治疗肺系疾病的常用药，其苦涩之味的"茶性"更浓，即其偏性更大，而被人类选用日常饮用的茶偏性较要弱很多，自然也可以入药。

3. 茶不能和中药同用的主要依据分析

1）关于茶含鞣酸，可以和蛋白质、生物碱、重金属发生反应：①鞣酸是植物常见化学成分，很多中药都含有鞣质成分，如果茶入药有禁忌，是所有这类中药的禁忌，而不是茶单独的禁忌，事实上，这类药中药的应用很普遍。②茶叶除了含有鞣酸，也含氨基酸、咖啡碱和茶碱、微量元素，它们均属于蛋白质、生物碱、重金属，在浸泡或煎煮后都会释放出来，要是会彼此反应，那么茶就不能浸泡、煎煮了，这就等于彻底否定了茶。③如果其他中药中的重金属是非效用的有毒成分，茶要是与之反应是解有害毒性，是好事。④绝大多数中药的有效成分不是蛋白质或重金属。

2）关于茶中的咖啡碱、茶碱的兴奋作用：以偏纠偏是中医基本治疗思维之一，咖啡碱、茶碱就是茶的提神醒脑作用的物质基础，此作用既是其疗效之一，也是其偏性之一，对于不需要这个疗效或者应该规避这个偏性的患者或人群，当然要避免食用，这如同所有药物都有禁忌证，应用都要避免自身的禁忌证，而不是茶叶独有。关于浓茶不适宜用于胃肠病患者，用补药时不宜饮茶，贫血患者或者服用补铁药时不宜饮茶的道理与此项类似。

4. 茶和中药的同用建议

关于茶和中药同用，笔者做出以下总结：①茶是一味中药，有偏性，有适应证，也有禁忌证。应回避其禁忌证，对失眠、需要休息的患者用量要少，或白天使用，或避免使用；对胃肠病患者用量要轻或者不用，或者辨证配伍治疗胃肠疾病的其他药物；对于虚弱患者或贫血患者应避免使用茶。②茶偏性较小，其疗效可以惠及大多数人群，所以是一种可以广泛使用的健康饮品，但不要夸大其作用，对于禁忌人群，也不要罔顾其副作用。③必须使用茶叶时，要辨证使用，或者通过配伍以减少其偏性损害，如在所有制茶形式中绿茶预防肿瘤作用最好，但绿茶寒凉，多饮可能会伤脾胃之阳气，理论上配伍益气健脾中药可以纠正这种偏差，达到 1 + 1 大于 2 的效果，或者退而求其次用温性的红茶。总体上，不需要神话、夸大茶的作用和使用范围，也不要不分青红皂白地全盘否定，要在专业知识指导下应用。一般人都可以饮用茶，一般中药也可以和茶同用。

第二节　甲状腺癌患者的音食茶

甲状腺癌的主要病因病机是情志郁结、肝肺阴虚、痰瘀互结、脾肾亏虚，音、食、茶要针对其病因病机设定。

1. 音乐治疗

选乐原则：疏肝解郁，行气宣肺，运脾固肾。

选音调：选听商调、角调音乐以疏肝解郁，行气宣肺解郁，选宫调、羽调音乐运脾固肾。

2. 食疗

甲状腺癌宜多吃甜杏仁、海带、贝类、淡水鱼、绿色蔬菜、水果、木耳、地耳、红薯、藕、蝉幼虫等，及紫菜蛋汤、鸭血汤。

【药膳】

1）三七粉 3~6g，每日冲服，配合服用复合维生素。

2）藕 100g，苋菜 100g，海带根 50g，煮熟的猪排骨 50g，适量香菜或花椒叶，炖汤，吃料喝汤。

3）百合 200g，夏枯草（包）20g，青皮 10g，粳米 50g，煮粥服用。

4）白木耳 20g，黑木耳 20g，煮熟，与卤猪肝冷拌，常吃。

5）金蝉子（未蜕壳的蝉）油炸食用，用油以菜籽油和茶油最佳。

6）鸭子一只，褪毛，洗净，加入川牛膝 20g，夏枯草 20g，白花蛇舌草 30g，大葱 3 根，炖汤，吃肉喝汤。

7）野生浮鲢鱼 250g，洗净去鳞，加入适量蒜瓣（拍碎）、紫苏叶、花椒叶、盐、菜籽油或玉米油，煮汤，喝汤吃料。

3. 茶疗

1）最适合喝花茶，其次是绿茶。

2）疏肝解郁代茶饮：肿节风 10g，玫瑰花 10g，合欢花 10g，绿茶 5g，泡服。

3）清肺行气代茶饮：莲子心 3g，栀子花 10g，陈皮 10g，代茶饮。

第三节　喉癌、鼻咽癌患者的音食茶

　　中医将喉癌、鼻咽癌多辨证为热毒蕴结，风热犯肺或湿热生于肺，肺邪气未尽争胶结于咽、喉部而成癌肿，或者胃中热毒上冲，浮结于咽成癌肿。十二经均经过咽喉部，所有脏腑热毒均可上熏并结于咽喉成癌肿或促进癌肿发展，喉癌优先治疗方法是手术。鼻咽癌位于颅内较深的腔隙及颈周围，解剖结构复杂，手术难度较大，放疗是目前首选的局部治疗手段。95%以上的鼻咽癌属于鳞状细胞癌，且分化程度较差，对放疗敏感，可以起到"立竿见影"的效果，同时化疗也对鼻咽癌有一定的近期疗效，所以患者常常采用放疗、化疗配合治疗。

1. 音乐治疗

　　选乐原则：宣肺解郁（喉癌），运脾固肾（鼻咽癌）。

　　选音调：选听商调、角调音乐以宣肺解郁，选宫调、羽调音乐运脾固肾。

2. 食疗

　　喉癌、鼻咽癌证型多是气阴两虚，热毒蕴结，尤其是在化疗或放疗后。食疗原则是益气养阴，清热解毒，食欲欠佳者健脾养胃，情志抑郁者疏肝解郁。适宜选择多食的食物是：西蓝花、金针菜、叶类菜、无花果、酥梨、黄瓜、香瓜、木耳、萝卜、胡萝卜、牡蛎肉、蛏子肉、田螺肉、瘦肉、鸭蛋、海带、紫菜、龙须菜、海蜇、淡水鲢鱼类等，可以口含话梅、橄榄、青梅等以刺激唾液分泌，减轻咽喉干燥症状。

【药膳】

1）益气养阴粥：生地黄、麦冬、党参、黄精、扁豆、黄芪各22g，金丝小枣6个，大米60g，加入足量清水，慢火熬粥，不拘时间温服随饮。

2）健脾养胃：北沙参、黄芪、桔梗、党参、炒麦芽、山药、茯苓各22g，大米60g，加入足量清水，慢火熬粥，不拘时间温服随饮。

3）补肺汤：猪肺一个，清水洗净，放入大葱三根切断，生姜十片，花椒20粒，炖汤，温服。

3．茶疗

1）适合喝绿茶。

2）清热解毒代茶饮：肿节风10g，南沙参（切成小段或咬碎）20g，开水泡茶饮。

3）益气养阴代茶饮：麦冬、天花粉、沙参、玉竹、枸杞、桑叶各6g，开水泡茶饮。

4）疏肝解郁代茶饮：玫瑰花、合欢花、青皮各10g，开水泡茶饮。

第四节 肺癌患者的音食茶

肺癌的常见类型有气阴两虚、毒瘀内结、脾肺气虚、湿毒内结，手术、放疗、化疗、靶向治疗、中医辨证治疗是主要治疗方法，在进行这些治疗同时，可以配合"音、食、茶"。

1. 音乐治疗

肺主悲、忧，悲、忧易伤肺，选音主要目的是以音乐缓解悲伤与忧虑情绪或者减少悲伤发生。

选乐原则：行气除忧，宣肺解毒，健脾扶正。

选音调：选听商调、角调音乐以行气除忧，宣肺解毒，选宫音健脾扶正。

2. 食疗

1）多食具有增强机体免疫、抗肺癌作用的食物：如薏苡仁、甜杏仁、菱角、牡蛎、海蜇、黄鱼、海龟、蟹、鲨、蚶、海参、茯苓、山药、大枣、乌梢蛇、四季豆、香菇、核桃、甲鱼。

2）咳嗽多痰宜吃白果、萝卜、芥菜、杏仁、橘皮、枇杷、橄榄、橘饼、海蜇、荸荠、海带、紫菜、冬瓜、丝瓜、芝麻、无花果、松子、核桃、淡菜、罗汉果、桃、橙、柚等。

3）发热宜吃黄瓜、冬瓜、苦瓜、莴苣、茄子、发菜、百合、苋菜、荠菜、蕹菜、石花菜、马齿苋、梅、西瓜、菠萝、梨、柿、橘、柠檬、橄榄、桑椹、荸荠、鸭、青鱼。

4）咯血宜吃青梅、藕、甘蔗、梨、海蜇、海参、莲子、菱角、海带、黑豆、豆腐、荠菜、茄子、牛奶、鲫鱼、龟、鲩鱼、乌贼、黄鱼、甲鱼、牡蛎、淡菜。

5）可以减轻放疗、化疗副作用的食物：鹅血、蘑菇、桂圆、黄鳝、核桃、甲鱼、乌龟、猕猴桃、莼菜、金针菜、大枣、葵花籽、苹果、鲤鱼、绿豆、黄豆、赤小豆、虾、蟹、银豆、泥鳅、塘虱鱼、鲩鱼、马哈鱼、绿茶、田螺。

6）保证每日进食水果、蔬菜、粗制谷类。

【药膳】

1）仙枣赤豆粥：仙鹤草 60g，赤小豆 50g，生薏苡仁 100g，大枣 20 枚，白糖适量。生薏苡仁、赤小豆共浸半日，仙鹤草用布包，大枣去核。诸药加水，共煮成稀粥。加糖调味之后，每日随意服食数次，连服 10～15 天。可清热解毒，活血止血，适用于肺毒血热之肺癌。

2）益肺止咳汤：猪肺 500g，黄芪 20g，忍冬藤 30g，全瓜蒌 15g，败酱草 12g，黄芩 10g，甜杏仁 12g，葶苈子 10g，生姜 12g，食盐、酱油、葱段、胡椒、味精各适量。将猪肺洗净，切成块；余药布包，一并放入砂锅中，加清水适量，先用武火烧沸，去浮沫，再用文火慢炖，至熟烂后，取出药包，调味即可。吃肺喝汤，每日服 1 剂，每剂服食 3 次，连续服食 5～7 日。可清热解毒，化痰止咳，适用于肺毒血热之肺癌。

3）甲鱼圆肉薏苡仁汤：甲鱼 1 只，桂圆肉 10g，薏苡仁 20g，料酒、姜块各适量。甲鱼活杀，切成小块，置锅中，加料酒、姜块、桂圆肉、薏苡仁及清水 1000g，急火煮开约 3 分钟，改文火煮约 30 分钟，分次食用，连续食用。可补肺益气，健脾利湿，适用于咳嗽气短、痰多色白、周身乏力的肺癌患者。

4）新鲜鱼腥草焯熟，加入适量葱花、香菜凉拌食用，不拘多少。

5）荸荠削皮，洗净生吃，或榨汁饮用。

3. 茶疗

1）肺癌患者适合饮用绿茶，绿茶对各种癌细胞都有抑制作用，对肺癌疗效尤佳。

2）益气清毒代茶饮 1：黄芪、白术、茯苓、白花蛇舌草、肿节风、合欢花、绿茶各等份，泡茶饮用。

3）益气清毒代茶饮 2：西洋参、白术、茯苓、白花蛇舌草、肿节风、合欢花、绿茶各等份，泡茶饮用。

4）益气清毒代茶饮 2：太子参 30g，升麻 5g，射干 5g，绿茶 10g 各等份，泡茶饮用。

第五节　食管癌患者的音食茶

饮食不节和纵欲过度是食管癌最常见的致病因素，饮食不节中以饮酒致热毒内结最常见，纵欲过度致肾阴亏虚，日久及胃，使食道失养，热毒之邪留积食道，日久成瘤。选用音、食、茶疗法就是要养阴扶正，清毒散结。

1. 音乐治疗

选乐原则：养阴补肾，益气健脾，解毒散结。

选音调：选听羽调乐曲以养阴补肾，选宫调乐曲以益气健脾，选角调乐曲以解毒散结。

2. 食疗

对食管癌等消化系统肿瘤有益的食物有莼菜、卷心菜、墨旱莲、百合、刀豆、大蒜、豆制品，各种时令蔬菜、水果，冬菇类、海产品等。应用手术治疗者，手术后的 7 天内以流质、富含锌、钙的食物为主，如牛奶、骨头汤、鸡汤等；手术后第二周（第 7 ~ 14 天），如果进食顺利，则应当选择全营养饮食，如鸡汤、鸭汤、肉汤，米粥加胡萝卜汁、菠菜汁，银耳粥等。两周后，病人可以改为吃半流质饮食和软食等。

【药膳】

1）养阴清毒粥：鳖甲 1 个，龟甲 1 个，打碎加入足量清水，文火煎煮 2 小时，再加入粳米 50g，天花粉 20g，熬粥，不拘多少，温热服用。

2）荸荠剥皮，煮熟，喝汤，食料。

3）生吃桑椹。

4）猪肚 1 个，洗净，茯苓 20g，加入少量葱、姜，炖汤，喝汤食料。

5）绿豆粥：绿豆 200g，加清水足量，熬粥温服。

6）百豆粥：红豆、绿豆、豇豆、豌豆、扁豆各 40g，加足量清水，熬粥温服。

3. 茶疗

1）适合喝花茶，其次是绿茶、红茶。

2）健脾养肾代茶饮：沙苑子、女贞子、北沙参、炒大麦芽、炒山楂、白术各等份泡茶饮用。

3）益气清毒代茶饮 1：白花蛇舌草 20g，肿节风 20g，白术 20g，党参 20g，茯苓 10g，泡茶饮。

4）益气清毒代茶饮 2：太子参 20g，姜半夏 10g，甘草 g，石斛 20g，开水泡茶饮。

5）合欢饮：合欢皮 20g，百合 20g，玫瑰花 20g，开水泡服。

第六节　胃癌患者的音食茶

饮食因素是胃癌发病的最主要因素，包括：①不良饮食习惯，如经常不按时吃饭，进食速度太快，进食太多刺激性食物等；②摄入太多致癌食物，如酒以及霉变、油炸、盐腌、熏制的食物，均可造成胃黏膜慢性刺激，使其功能紊乱、充血、水肿、糜烂、增加胃黏膜癌变的机会。胃癌患者的音食茶治疗目的是宁静情绪，调畅气机，健脾和胃。

1. 音乐治疗

选乐原则；疏肝解郁，健脾和胃。

音调：选角调音乐以疏肝解郁，选宫调音乐以健脾和胃。

2. 食疗

【适宜食物】

总体上，胃癌患者饮食以易消化的谷类食物、水果蔬菜、鱼类为主，以肉类为辅。胃癌患者宜多吃能增强免疫力、抗胃癌作用的食物，如山药、扁豆、薏苡仁、菱角、金针菜、香菇、蘑菇、葵花籽、猕猴桃、无花果、苹果、沙丁鱼、蜂蜜、鸽蛋、牛奶、猪肝、沙虫、猴头菇、鲍鱼、针鱼、海参、牡蛎、乌贼、老虎鱼、黄鱼鳔、海马、甲鱼。宜多吃高营养食物，防治恶病质，如乌骨鸡、鸽子、鹌鹑、猪肉、兔肉、蛋、鸭、豆豉、豆腐、鲢鱼、鲩鱼、刀鱼、塘虱鱼、青鱼、黄鱼、鲫鱼、鳗、鲅鱼、鲳鱼、泥鳅、虾、淡菜、鲟鱼。

恶心、呕吐宜吃莼菜、柚子、橘子、枇杷、粟米、核桃、玫瑰、杨桃、无花果、姜、藕、梨、冬菜、芒果、乌梅、莲子。贫血宜吃淡菜、龟、鸭血、马兰头、金针菜、猴头菇、蜂蜜、荠菜、香蕉、橄榄、乌梅、木耳、羊血、蚕豆衣、芝麻、柿饼、豆腐渣、螺等。腹泻宜吃扁豆、梨、杨梅、芋芳、栗子、石榴、莲子、芡实、青鱼、白槿花。腹痛宜吃金橘、卷心菜、比目鱼、鲨鱼、蛤蟆鱼、沙虫、海参、乌贼、黄芽菜、芋头花。

防治化疗副作用的食物：猕猴桃、芦笋、桂圆、核桃、鲫鱼、虾、蟹、山羊血、鹅血、海蜇、鲩鱼、塘虱鱼、香菇、黑木耳、鹌鹑、薏苡仁、泥螺、绿豆、金针菜、苹果、丝瓜、核桃、龟、甲鱼、乌梅、杏饼、无花果。术后饮食宜少食多餐，每天4~5次，从流质、半流质到软食，开始时每次量约小半碗，以后慢慢增加。饮食宜清淡、高维生素、高蛋白，富于营养，宜消化，如面片、面条、各种粥、牛奶、豆浆、藕粉、肉汤等，并给予足量的维生素C，如鲜橘汁等。可适当补充一些铁剂，经常吃新鲜水果、蔬菜，保持大便通畅。

养成定时、定量的饮食习惯。吃饭应细嚼慢咽，减轻胃的负担。为防止胃切除后倾倒综合征的发生，要控制每餐汤水的摄入量、食物的总量和进食的速度，不要让较多的水或食物一下子进入残留的胃内，很快通过吻合口而进入肠道，一般以进食少量易消化的碱性食物较好。

进食后应躺下休息 15 分钟左右。避免进食较多的甜流汁或汤水。若出现头昏心慌、汗出、腹部不适、恶心等症状，不必惊慌，躺下休息 15 ~ 30 分钟后，会慢慢自行好转。可适当慢走、散步，每天轻柔腹部 15 分钟左右，早晚各一次，可帮助胃消化和吸收，有助于身体的康复。

【禁忌食物】

1）禁食霉变或腐烂变质的食物。

2）禁高盐、高糖、高脂饮食。

3）禁食过度有刺激性的食物，如辣椒、花椒等。

4）忌烟酒。

5）手术以后的病人忌进牛奶、糖和高碳水化合物饮食，以防发生倾倒综合征。

6）少吃或不吃熏烤的食品及腌制的蔬菜。

7）忌食辛香走窜的食品，如孜然、胡椒、辣椒、葱、芥末、蒜等。

8）肥腻生痰食品：如肥肉、肥鸡、肥鸭、各种甜食（含糖量较高的）、奶油、奶酪等。

9）中医传统认为的"发"物：如羊肉、无鳞鱼、猪头肉、动物内脏、乌贼、公鸡肉、狗肉、蚕蛹、鹅肉、驴肉、马肉等。

10）忌吸烟和喝酒：烟酒只能使疾病进展得更快，百害而无一利。

11）粗粮及粗纤维食物：大多数人宜吃粗纤维食物和粗粮，但因其刺激胃脏更明显，所以胃癌患者不宜多食。

【药膳】

1）蔗姜饮：甘蔗、生姜各适量。取甘蔗压汁半杯，生姜汁1匙和匀炖即成。每周2次，炖温后服用，具有和中健胃作用，适宜胃癌初期患者食用。

2）红糖煲豆腐：豆腐100g，红糖60g，清水1碗。红糖用清水冲开，加入豆腐，煮10分钟后即成。经常服食，具有和胃止血的作用，吐血明显者可选用此食疗方治疗。

3）陈皮红枣饮：橘子皮1块，红枣3枚。红枣去核与橘子皮共煎水即成。每日1次，此食疗方行气健脾，降逆止呕，适用于虚寒呕吐。

4）莱菔粥：莱菔子30g，粳米适量。先将莱菔子炒熟，再与粳米共煮成粥。每日1次，早餐服食，此药方消积除胀，腹胀明显者可选用。

5）陈皮瘦肉粥：陈皮9g，乌贼骨12g，猪瘦肉片50g，粳米适量。用陈皮、乌贼骨与米煮粥，煮熟后去陈皮和乌贼骨，加入瘦肉片再煮，食盐少许调味食用。每日2次，早、晚餐服用，此食疗粥降逆止呕，健脾顺气，腹胀者可首选此膳。

6）芡实六珍糕：芡实、山药、茯苓、莲肉、薏苡仁、扁豆各30g，米粉500g。将上述全部加工成粉末与米粉和匀即成。每日 2 次或 3 次，每次 6g，加糖调味，开水冲服，也可做糕点食用，此方健脾，止泻效果良好。

7）桂圆花生汤：花生连红衣 250g，大枣 5 枚，桂圆肉 12g。大枣去核，与花生、桂圆一起加水煮熟即可。每日 1 次，养血补脾，贫血明显者可用此方。

8）麻仁粥：芝麻、桃仁各 20g，粳米 80g。用芝麻、桃仁和粳米共同煮粥即成。隔日 1 次，润肠通便，大便干燥秘结者可用此粥。

9）芝麻粥：芝麻 6g，粳米 30g，蜂蜜适量。将芝麻炒香待米煮粥即将熟时加放，再加蜂蜜调匀即成。每日 1 次，此药膳补血润肠。

10）鱼肚酥：鱼肚（大黄鱼、鲤鱼、黄唇鱼、鳗鱼的鳔均可作原料）、芝麻油。鱼肚用芝麻油炸酥，压碎即成。每日 3 次，每次 10g，用温开水送服。此药膳补肾益精，滋养筋脉，止血，散瘀，消肿。

11）健胃防癌茶：向日葵秆蕊或向日葵盘 30g。用上述原料煎汤即成。煎汤代茶，长期饮用，有防癌、抗癌、消炎之功效。胃癌术后吻合口有炎症者可选此膳。

3. 茶疗

不主张手术治疗后的胃癌患者一定要饮茶，更不主张胃癌患者多饮茶。但饮茶也绝对不是胃癌患者的禁忌，可以适量饮用花茶；有胃热者，饮绿茶；胃寒者饮红茶。

1）四君子代茶饮：人参、白术、茯苓各 10g，甘草 3g，开水泡茶饮。

2）石斛、葛根代茶饮：石斛、葛根等量，剁碎，泡茶饮。

3）槐花代茶饮：鲜或干槐花泡茶饮。

第七节　胆囊患者的音食茶

胆汁生成、贮藏、排泄代谢过程异常，及胆汁内毒性物质含量高，致使胆囊壁被持久损害是胆囊癌发生的主要原因，所以胆囊癌患者的音、食、茶的治疗目的就是清肝利胆，泻浊排毒。

1. 音乐治疗

选乐原则：疏肝利胆，扶正祛邪。

选音调：选角音以疏肝利胆，选宫音、羽音扶正祛邪。

2. 食疗

胆囊癌患者饮食以有规律、清淡、易消化、富营养、少油腻为原则，宜多吃蔬菜、水果、鱼类、豆制品、粥类或汤类。具体适宜食物参考胃癌患者饮食。

【药膳】

1）泥鳅豆腐汤：野生泥鳅 500g，优质北豆腐 250g，紫苏 100g，少量姜、葱、食盐。泥鳅洗净，开水烫死，再去头，剔净内脏，加清水入锅煮熟，加入豆腐、紫苏，再炖 30 分钟后，再加入葱、姜、食盐。喝汤吃料。

2）萝卜排骨藕汤：煮熟排骨段 200g，萝卜 500g 切段，藕 200g 切段，入锅加入足量清水，加适当调料煮 60 分钟。喝汤吃料。

3）绿豆红豆粥：红豆、绿豆各 100g，洗净加水足量，熬粥，不拘多少温服，可加少量冰糖。

4）凉拌马齿苋：立秋前的鲜马齿苋 500g，去根，开水焯熟，加入少量香油、蒜泥、熟碎芝麻，凉拌进食。

3. 茶疗

1）绿茶、花茶红茶均适宜。

2）安神解郁茶：合欢花、合欢皮、肿节风各 10g，开水泡茶饮。

3）祛湿代茶饮：白花蛇舌草 20g，金钱草 15g，炒麦芽 20g，开水泡茶饮。

第八节 结直肠癌患者的音食茶

结直肠癌的发生与饮食结构（吃什么）、饮食习惯（如何吃）的相关性非常强。大量资料显示，大肠癌的发病率与食物中脂肪及蛋白摄入量呈正相关，而与蔬菜、纤维素的摄入呈负相关。纤维素可以吸收水分，因此增加粪便量，缩短其在肠道停留的时间，吸附有害物质，促进排出。近来的研究显示摄入叶酸可减少患结肠癌的风险，蔬菜则是叶酸的主要来源。高脂肪饮食可明显增加大肠内中性胆固醇和胆酸的浓度，并影响作用这些产物的肠内细菌组成，胆酸与中性胆固醇具有与多环芳香烃相似的立体结构，其降解产物也有致癌或辅助致癌作用。研究显示消化系统慢性炎症会增加结直肠癌的发病率，大肠慢性炎症、大肠息肉和腺瘤、血吸虫病等均与大肠癌有关；大肠慢性炎症中溃疡性结肠炎与大肠癌关系最为密切，其发生大肠癌的危险性较同年龄人群高 5 ~ 11 倍，患病后 10 年就有 10% ~ 20% 的概率发生癌变；有报道胆囊切除术后的患者，大肠癌特别是右半结肠癌的发生率明显增加；输尿管乙状结肠吻合术后患者大肠癌发生率比一般人高 100 ~ 500 倍。其根本原因都是有毒的致癌物在结直肠部停留时间太长。因此，结直肠癌患者的音、食、茶应用出发点应是通腑泻毒。

1. 音乐治疗

选乐原则：调畅气机，通腑泻毒。

选音调：选商调以畅达气机，选角调以通腑泻浊。

2. 食疗

【饮食原则】

1）易消化吸收：结直肠癌病人多有反复发作、迁延不愈的腹泻，消化能力弱，故应予以易于消化吸收的食物。

2）刺激性少：结直肠癌病人多有便中带血，晚期病人常大量便血，故应少服或不服刺激性和辛辣的食物。

3）食物以流质、半流质为主：病人久泻或晚期病人长期发热、出汗、损伤津液，故宜多饮水或汤液，主食可以粥、面条等半流质饮食为主，或服富有营养的滋补流汁药膳。

4）忌油腻：病人多有食欲不振、恶心，甚至呕吐等症状，故宜摄取清淡饮食，切忌油腻。

5）多食通性食物：结直肠癌患者以食用通性食物为佳，减少大便停留时间，有利于防治结直肠癌。

【饮食结构调整】

1）减少能量摄入：能量摄入与大肠癌发生有关，大部分研究表明，总的能量摄入与大肠癌危险性有关系，无论摄入的能量是蛋白质，脂肪还是碳水化合物，减少能量的摄入都有可能降低大肠癌的发病率。

2）减少脂肪与红肉摄入：大肠癌的发生与动物脂肪和肉

类密切相关，有研究表明摄入高脂食物的妇女与摄入低脂食物的妇女相比，大肠癌风险增加32%，而肉类中摄入红肉是大肠癌发生的一个强的危险因素，减少食物中脂肪的含量，特别是尽量少吃煎烤后的棕色肉类，有助于预防大肠癌的发生。

3）增加水果、蔬菜和膳食纤维摄入：纤维素能增加粪便量，稀释结肠内的致癌剂，吸附胆汁酸盐，从而能减少大肠癌的发生，因此在平时的饮食，应该尽量多摄入蔬菜、水果、纤维素，合理饮食，减少大肠癌的发生。

4）增加抗癌膳食：膳食中的大蒜、洋葱、韭菜、葱中含有的硫醚，柑橘类含有的萜葡萄，草莓、苹果中含有的植物酚以及胡萝卜、薯蓣类、西瓜中含有的胡萝卜素，都被认为能够抑制突变，具有抗癌作用。尤其是大蒜，有研究表明，大蒜是具有最强保护作用而使人们免患远端结肠癌的蔬菜。

【药膳】

1）菱角粥：带壳菱角20个，蜂蜜10g，粳米50g。制法：先将菱角洗净、捣碎，放入瓦罐或砂锅内加水煮成半糊状，加入淘洗干净的粳米煮粥，待粥成时加入蜂蜜即成，温服。

2）龙葵薏仁粥：龙葵15g，半边莲15g，重楼15g，核桃仁10g。先将前3味加水煎取汁液，与淘洗干净的核桃仁一同煮成粥。日服1剂，分数次食用。

3）半枝莲粥组成：半枝莲15g，白花蛇舌草30g，粳米100g。先将前二味加水煎取汁液，与淘洗干净的粳米一同煮粥，温服。

3. 茶疗

1）喝花茶有助于防治结直肠癌。

2）行气通腑代茶饮：陈皮、佛手、玫瑰花、炒莱菔子、厚朴花等分各适量，泡茶饮。

第九节　肝癌患者的音食茶

湿毒郁积是肝癌最常见的病因病机，适当音、食、茶可以清利湿毒，畅达情志。

1. 音乐治疗

选乐原则：疏肝利胆以清湿毒，健脾益气扶正。

选音调：选听角音、商音以畅达情志，疏肝利胆；选宫音、羽音以健脾益气扶正。

2. 食疗

饮食应多样化，切勿偏食，主食以面食为佳，菜肴以瘦肉、动物肝脏、鱼、鸭、蛋、豆制品、蔬菜、蘑菇为主；宜食富含各种维生素 C 的食物，如莴苣、萝卜、番茄、白菜、南瓜、豌豆、豆芽、紫菜、海藻、海带、海龟、海蜇、海参、乌贼等海货和各种可以生吃的瓜果。忌食油条、油饼、炸花生、煎牛排、五香羊肉、鸡肉、烧炙食物、蚕蛹、虾、蟹、螺、蚌；酒、辣椒、烟、咸鱼、咸泡菜、臭豆腐等，忌食各种烧焦、发霉、熏制食品。

【药膳】

1）枸杞甲鱼：枸杞 30g，甲鱼 150g。将枸杞、甲鱼共蒸至熟烂即可，枸杞与甲鱼汤均可食用。每周 1 次，不宜多食，尤其是消化不良者、失眠者不宜食。忌饮白酒、辣椒、母猪肉、韭菜、肥肉，油煎炸、坚硬的食物及刺激性调味品。本品具有滋阴、清热、散结、凉血的作用，可提高机体免疫功能。

2）茯苓清蒸鳜鱼：茯苓 15g，鳜鱼 150g。加水及调料同蒸至熟烂即成。吃鱼喝汤，具有健脾利湿、益气补血功能。

3）翠衣番茄豆腐汤：西瓜翠衣 30g，番茄 50g，豆腐150g。将西瓜翠衣、番茄和豆腐全部切成细丝做汤食。经常食用，具有健脾消食、清热解毒、利尿、利湿等功效，虚寒体弱者不宜多服。

4）荠菜鲫鱼汤：荠菜 30g，鲫鱼 1 条。荠菜与鲫鱼共同煮汤，加适当调料即成。经常食用，具有消瘀血、止吐、改善症状之功效。但脾胃虚寒、无瘀滞者忌服。

5）芡实炖肉：芡实 30g，猪瘦肉 100g。两者合起放砂锅中加适量水炖熟后去药渣，吃肉喝汤。经常食用，此膳泻火，祛痰，通便，有腹水者可用此方。

6）薄荷红糖饮：薄荷 15g，红糖 60g。煎汤后加糖调味即成。可代茶饮，此药膳清热，利胆，退黄；有黄疸、腹水者可选用。

7）青果烧鸡蛋：青果 20g，鸡蛋 1 只。先将青果煮熟后再加入卧鸡蛋，共同煮熟后可食用。每周 3 次，每次 1 个鸡蛋，可破血散瘀，适用于肝癌瘀痛、腹水明显者。

8）猕猴桃根炖肉：鲜猕猴桃根 100g，猪瘦肉 200g。将上述两物在砂锅内加水同煮，炖熟后去药渣即成。经常食用，具有清热解毒、利湿活血的功效。

9）苦菜汁：苦菜、白糖各适量。苦菜洗净捣汁加白糖后即成。每周 3 次，具有清热作用，适宜于肝癌口干、厌食等症。

10）马齿苋卤鸡蛋：马齿苋适量，鲜鸡蛋 2 只。先用马齿苋加水煮制成马齿苋卤，再取 300 毫升，用齿汁煮鸡蛋。每天 1 次，连汤齐服。能够清热解毒，消肿去瘀，止痛，适宜于巨型肝癌发热不退、口渴烦躁者。

11）藕汁炖鸡蛋：藕汁 30mL，鸡蛋 1 只，冰糖少许。鸡蛋打开搅匀后加入藕汁，拌匀后加少许冰糖稍蒸熟即可。经常服食，此方具有止血、止痛、散瘀的作用，肝癌有出血者宜用。

12）山药扁豆粥：怀山药 30g，扁豆 10g，粳米 100g。将山药洗净去皮切片，扁豆煮半熟加粳米、山药煮成粥。每日 2 次，早、晚餐食用，健脾化湿，用于晚期肝癌病人脾虚泄泻等症。

3. 茶疗

肝癌患者以饮用温开水、鲜榨果汁为佳，可以适量饮用花茶。

第十节　胰腺癌患者的音食茶

湿、热、毒郁积是胰腺癌的主要病因。胰腺癌的音、食、茶疗主要是帮助患者祛除湿、热、毒。

1. 音乐治疗

选乐原则：通腑泻浊。

选音调：选宫调、羽调、角调混听以通腑泻浊。

2. 食疗

【适宜食物】

1）宜饮食清淡易消化、低脂肪食物，少吃多餐，如稀藕粉、米汤、西红柿汤、蛋汤、去渣绿豆汤、菜汁、稀面汤、豆浆。

2）宜吃能增强免疫、有抗胰腺癌作用食物，如甲鱼、龟、鲟鱼、鲐鱼、鲥鱼、山药、菜豆、香菇、大枣。

3）宜吃具有抗癌止痛作用的食物，如鲈鱼、核桃、麦芽、韭菜、苦瓜等。

4）宜吃抗感染食物：鲩鱼、刀鱼、鳖、野鸭肉、绿豆芽、橄榄、乌梅、绿豆、赤豆、苦瓜。

5）宜吃谷类（大米、面粉）及瘦猪肉、鸡、鱼、虾、蛋和豆制品、蔬菜、水果等。

【不适宜食物】

1）忌油腻性食物及高脂肪动物食物，如肥肉、羊肉、肉松、贝类、花生、芝麻、油酥点心等。

2）忌暴饮暴食、饮食过饱，也要适当控制蛋白质、糖。

3）忌烟、酒及酸、麻、辛辣等刺激性食物，如葱、蒜、姜、花椒、辣椒等。

4）忌霉变、油煎炒炸、烟熏、腌制食物，如咸鱼、腌菜、核桃、花生、葵花子、芝麻、油炸食物、油酥点心、奶油、雪糕等。

5）忌坚硬、黏腻不易消化食物及对肠道有刺激的食物如粗粮、玉米、糯米等，不宜多吃韭菜、芹菜等粗糙纤维的食物。

【药膳】

1）洋葱头 2 个，胡萝卜 2 根，切片，用芝麻油炒熟，进食。

2）白术 20g，太子参 20g，枳壳 20g，虎杖 20g，入水煎煮 30 分钟，取汁，同法再煎煮一次，取汁。取红豆、豇豆各 50g，洗净，加入清水，熬粥至烂，再把药汁加入粥中再煮 5 ~ 10 分钟，温服。

3. 茶疗

1）胰腺癌患者可以饮用花茶，绿茶、红茶也可以适量饮用。

2）五花代茶饮：栀子花、槐花、玫瑰花、合欢花、厚朴花等量，开水泡服。

第十一节　肾癌患者的音食茶

一般情况下，肾癌患者的存活期较长，如果成功手术，存活期更长。肾癌患者的音食茶治疗目的是扶正强肾，通经泻浊。

1. 音乐治疗

选乐原则：扶正强肾，通经泻浊。

选音调：选宫调、羽调音乐。

2. 食疗

肾癌患者宜多吃根茎类蔬菜、软体海产品、水果、粗粮等。根茎类蔬菜如土豆、洋葱、萝卜、胡萝卜、红薯、茭白、笋等，软体海产品包括海参、各种海产贝类、带鱼等，另外海带、紫菜、海蜇、红薯叶、芹菜及芹菜叶也很适宜肾癌患者食用。

【药膳】

1）凉拌猪腰丝：健康猪腰子 1 个，中间破开，用尖刀削去内部白膜，切成细条状，入开水焯开两到三遍，洗去骚味，晾干；洋葱头 1 个，切丝；将二者放在一起拌匀，加入少量香油、食盐、香菜，冷食。

2）鲫鱼炖黄豆：鲫鱼（野生尤佳）500g，优质黄豆150g。鲫鱼（野生尤佳）打理干净，黄豆泡开、煮熟，二者放在一起炖汤，再加入香菜、葱、芝麻油、食盐，喝汤食料。

3）青椒炒脊肉：青椒200g，优质里脊肉200g，二者切丝，混炒，热吃，适宜同时喝豇豆粥。

4）豇豆粥：豇豆200g，黑糯米200g，洗净，加足量水，熬成稀粥，温服，不拘多少。

5）五宝粥：沙苑子、枸杞子、薏苡仁、益智仁、核桃仁各20g，洗净，打碎；黑糯米100g，洗净。六者放在一起加入足量清水，熬粥，不拘多少，温服。

3. 茶疗

1）肾癌患者最适合喝红茶、黑茶、大麦茶。

2）双根代茶饮：芦根：白茅根 = 2：1 的量，开水泡茶饮。

3）三花茶：槐花、桂花、玫瑰花等份，开水泡茶饮。

附：膀胱癌、前列腺癌患者的膳食茶

在中医理论中，膀胱、前列腺均属于肾系，膀胱癌、前列腺癌患者的膳食茶类似肾癌患者的膳食茶，不同点是前列腺癌患者要限制红肉的摄入，膀胱癌患者更适宜喝粥、茶疗。

第十二节　乳腺癌患者的音食茶

气滞血瘀、情志郁结是乳腺癌的最主要病机，因此，乳腺癌的音、食、茶主要是帮助患者行气活血，调畅情志。

1. 音乐治疗

选乐原则：行气活血，疏肝解郁。

选音调：选角调、商调以行气活血，疏肝解郁。选宫调以定智增慧。

2. 食疗

1）宜多吃具有抗乳腺癌作用的食物，如海马、鲨、蟾蜍肉、文蛤、牡蛎、玳瑁肉、海带、芦笋、石花菜。

2）宜多吃具有增强免疫力、防止复发的食物，包括桑椹、猕猴桃、芦笋、南瓜、薏苡仁、菜豆、山药、香菇、虾皮、蟹、青鱼、对虾、蛇。

3）有肿胀者宜吃薏苡仁、丝瓜、赤豆、芋艿、葡萄、荔枝、荸荠、鲫鱼、海带、泥鳅、田螺。

4）胀痛、乳头回缩者宜吃茴香、葱花、虾、海龙、橘饼、柚子、鲨。

5）忌烟、酒、咖啡、可可；忌辛椒、姜、桂皮等辛辣刺激性食物；忌肥腻、油煎、霉变、腌制食物；忌公鸡、羊肉、狗肉、驴肉、马肉、鱿鱼等高热量、高脂肪食物。

3. 茶疗

1）宜喝花茶、绿茶、大麦茶。

2）五花代茶饮：菊花、玫瑰花、月季花、桂花、红花适量等份泡茶饮。

第十三节　宫颈癌患者的音食茶

国内外流行病学研究发现，宫颈癌发病与早婚、性生活紊乱、过早性生活、早年分娩、密产、多产等因素相关。换个角度叙述，就是心火妄动不能节制而纵欲，导致肾虚邪恋宫颈，日久成癌。宫颈癌患者的音、食、茶的治疗目的是清心，交通心肾，补肾祛邪。

1. 音乐治疗

选乐原则：清心降火，补肾泻邪。

选音调：选徵调音乐清心降火，选羽调音乐补肾泻邪。

2. 食疗

【饮食宜忌】

1）多吃具有抗宫颈癌作用的食物，如荠菜、甜瓜、西红柿、菱角、薏苡仁、薜荔果、乌梅、牛蒡菜、牡蛎、甲鱼、海马。

2）出血宜吃鱼翅、海参、鲛鱼、黑木耳、香菇、蘑菇、淡菜、蚕豆。

3）水肿宜吃鲟鱼、石莼、赤小豆、玉米、鲤鱼、鲮鱼、泥鳅、蛤、鸭肉、莴苣、椰子汁。

4）腰痛宜吃莲子、核桃肉、薏苡仁、韭菜、梅子、栗子、芋艿、甲鱼、海蜇、蜂乳、鲨鱼、梭子蟹。

5）白带多宜吃乌贼、淡菜、文蛤、蛏子、牡蛎、龟、海蜇、羊胰、豇豆、白果、胡桃、莲子、芡实、芹菜。

6）防治化疗、放疗副作用的食物：豆腐、猪肝、青鱼、鲫鱼、墨鱼、鸭、牛肉、田鸡、山楂、乌梅、绿豆、无花果。

7）忌烟、酒及辛辣刺激性食物；忌肥腻、油煎、霉变、腌制食物；忌羊肉、韭菜、狗肉、鸡肉、胡椒、姜、桂皮等温热性食物。

【药膳】

1）苡仁芡实冬瓜汤：生薏苡仁 50g，芡实 50g，排骨 100g，冬瓜 500g。先将生薏苡仁、芡实洗净，用清水浸泡 1 小时；排骨斩件，冬瓜切块；将生薏苡仁、芡实、排骨放入瓦煲用中火煮 1 小时左右，然后放入冬瓜再煮半小时，加入食盐，调味即可食用。本汤用于宫颈癌属湿毒内阻证，局部有溃疡或坏死，渗流黄臭液体，小腹坠胀，进食减少者。其他恶性肿瘤属湿毒内阻证者亦可使用。

2）龟苓汤：金钱龟 1 只，鲜土茯苓 250g，生薏苡仁 50g，生姜 3 片。将金钱龟煮死或杀死后去肠杂洗净，斩块；土茯苓、生薏苡仁洗净切块，然后把全部用料一起放入瓦煲内，加清水 2000mL，武火煮沸后，文火煮 2 小时，调味即可饮用。本汤用于中晚期宫颈癌，证见体质虚弱，形体消瘦，进食减少，舌淡边有齿印，苔白腻，脉细滑。其他恶性肿瘤属脾虚湿阻证者亦可应用。若无鲜土茯苓可用干品60g代用。

3）商陆粥：商陆10g，粳米100g，大枣5枚。先将商陆用水煎40分钟，去渣取汁，然后加入粳米、大枣煮成粥。用于宫颈癌晚期合并腹水者。

4）首乌生地乌鸡汤：何首乌60g，生地黄30g，乌鸡500g，生姜五片。将乌鸡洗净斩件备用；将何首乌、生地黄洗净切片；把全部用料放入瓦煲内，加适量水，文火煮2小时，调味即可，饮汤食肉。本汤适用于宫颈癌阴虚血亏，贫血，恶病质，证见形体消瘦，面色萎黄无华，爪甲苍白或阴道不规则出血者。

5）黄芪粥：生黄芪30g，生薏苡仁30g，赤小豆15g，鸡内金9g，金橘饼2枚，糯米30g。首先将黄芪、生薏苡仁、赤小豆、鸡内金、糯米分别洗净备用；以水1000mL煮黄芪30分钟，捞去渣，放入生薏苡仁，赤小豆煮30分钟，再放入鸡内金和糯米，煮熟成粥，分2次早晚服用。服后嚼金橘饼1枚，每日服1次。适用于癌症体质虚弱、消化不良的患者。若是中晚期宫颈癌或术后，化疗后的患者，证见体倦乏力，面色苍白，短气，纳呆，舌淡，苔薄白，脉沉细者尤为适宜。

6）益气祛湿清毒粥：莲子心10g，白术200g，肿节风25g，白花蛇舌草25g。上四味加足量水，煎煮40分钟，取汤，再加炒薏苡仁50g，红豆100g，熬粥温服。

3. 茶疗

1) 花茶、绿茶、红茶皆适宜饮用。

2) 五花利湿茶：金银花、菊花、葛花、鸡蛋花、槐花、木棉花各 15g，土茯苓、生薏苡仁各 30g，甘草 6g。将全部药材浸入 6 碗水中约 10 分钟，武火煮沸，文火煮 40 分钟左右，滤出药渣，加入适量冰糖代茶饮即可。

第十四节　卵巢癌患者的音食茶

环境、感染、情志不畅、正虚等因素综合作用，致毒邪淤积卵巢，日久成瘤。卵巢癌患者的音食茶应用目的是行气活血，通经祛邪。

1. 音乐治疗

选乐原则：扶正行气血，通经祛邪。

选音调：选听宫调、角调音乐扶正行气血，选徵调、羽调音乐通经祛邪。

2. 食疗

1）宜多食胡萝卜、番茄，妇女进食大量胡萝卜、番茄及其他富含胡萝卜素和番茄红素的食物可以降低卵巢癌的发病率与复发率；宜多吃香菇、黄豆、新鲜的蔬菜、甲鱼、海带、紫菜、牡蛎等。

2）宜补充高钙食物，每日坚持喝牛奶或奶制品，常吃豆制品、小虾皮、小鱼、海带及荠菜等食物。

3）宜多吃大蒜，大蒜可以预防或抑制鳞状上皮癌，如胃癌、食道癌、卵巢癌、宫颈癌等。

4）宜多吃具有抗卵巢肿瘤作用的食物，如鲨鱼、海马、鳖、龙珠茶、山楂。

5）出血宜吃羊血、螺蛳、淡菜、乌贼、荠菜、藕、蘑菇、马兰头、石耳、榧子、柿饼。

6）感染宜吃鳗鱼、文蛤、水蛇、针鱼、鲤鱼、麒麟菜、芹菜、芝麻、荞麦、油菜、香椿、赤小豆、绿豆。

7）腹痛、腹胀宜吃猪腰、杨梅、山楂、橘饼、核桃、栗子。

8）饮食禁忌同宫颈癌患者。

3. 茶疗

宜多喝茶，诸样茶叶对卵巢癌患者均适宜。红茶、绿茶、花茶均属抗癌饮品，不光能克制亚硝酸胺这种诱发胃癌的物质形成，同时，对其他致癌物也有相当强的克制作用。

第十五节　白血病患者的音食茶

外邪入侵、热毒内结是白血病发病的主要病因，白血病患者的音食茶治疗目的是清热解毒，扶正祛邪。

1. 音乐治疗

选乐原则：清热解毒，扶正解表祛邪。

选音调：选商音、宫音以扶正解表祛邪；选徵音、羽音以清热解毒。

2. 食疗

在主食摄入基本得到保证的情况下，多吃蔬菜、水果，主食要包括一些粗粮。多食用含丰富维生素 A 的食物。如蛋黄、动物肝（猪、羊、鸡等）、胡萝卜、莴笋叶、油菜、白薯等。维生素 A 的主要功能是维持上皮组织正常结构，刺激机体免疫系统，调动机体抗癌的积极性，抵御致病物质侵入机体。多选用能增加免疫机能的食物。如香菇、蘑菇、大枣、桂圆、莲子、黑木耳、银耳等。选择具有抗肿瘤作用的食物，如荠菜、黄花菜、甲鱼、薏苡仁、山慈菇、白萝卜等，这些食物能提高巨噬细胞吞噬癌细胞的活力，对抗癌有利。

【药膳】

1）南瓜150g，水适量，调料少许。炖至无水时服用。

2）甘蔗2节，榨汁饮。

3）芦笋200g，加入适当调料炒熟即可食用。

4）淮杞三七汤：三七17g，怀山药32g，枸杞子26g，桂圆肉25g，猪排骨300g。食盐、胡椒粉适量。制法：三七、山药等中药均用布袋扎口后，和猪排骨放在一起，加4大碗清水。先大火后小火，炖煮2~3小时。放入盐、胡椒粉调味即可。可煎煮出3小碗。每次1小碗，吃肉喝汤。每1~2天吃1次。本膳适用于恶性淋巴瘤肿块增大迅速而舌有暗紫斑者。

5）豆芽凉面：绿豆芽150g，细面条300g，瘦肉丝75g，鸡蛋1个，黄瓜1条，蒜末少许，酱油、麻油各4~6mL。醋、盐、葱花、芝麻酱、沙拉油、冰开水、冷水适量。面条煮熟，冰开水淋滤2次，加麻油拌匀放入碗中，存于冰箱中备用。芝麻酱同醋、食盐调匀，加入蒜末，瘦肉丝用沙拉油、葱花炒香，加酱油和冷水，熬成肉汁。鸡蛋摊成薄皮切丝，黄瓜擦丝，绿豆芽去尾用开水略烫。将上述调料和菜放入面条中，拌匀后即可食用。喜食醋者，可加少许米醋。

6）海带紫草牡蛎肉汤：海带50g，紫草10g，牡蛎肉250g。将海带用水泡发，洗净切细丝，放水中煮至熟软后，再放入紫草、牡蛎肉同煮，用食盐、油适量调味即可食用。

7）山药杞子炖牡蛎肉：怀山药30g，枸杞子20g，牡蛎肉100g。将山药洗净切片，枸杞子洗净拣去杂质，牡蛎肉洗干净一起放入锅内，放适量水，放入适量姜丝、油、食盐，煮沸后转文火炖 30 分钟，即可食用。

8）海带猴头菇汤：干猴头菇 30g，海带 50g。将海带用清水浸泡，洗去咸味，切成条状。取猴头菇洗净，温水泡开，切成块，然后一起放入砂锅中加适量水煮汤，沸后加入油、上等鱼露，少量蒜、葱，再煮片刻即可服用。

9）海带拌银芽：海带 100g，绿豆芽 300g，豆干 100g。将海带浸泡干净去咸味，切细丝，绿豆芽掐去芽冠及根须，豆干切细丝，将炒锅放旺火上，倒入花生油适量，油烧热，将海带、豆干、绿豆芽放炒锅内；加适量清水，炒至熟加适量醋、白糖、味精、上等鱼露，翻炒片刻，即可起锅食用。

10）最好不要吃咖啡、葱、蒜、姜、桂皮等辛辣刺激性食物，也不宜吃肥腻、油煎、霉变、腌制食物和公鸡、猪头肉等发物，以及羊肉、狗肉、韭菜、胡椒等温热性食物；还应忌高热量海鲜、烟、酒等。

3. 茶疗

白血病患者适宜饮用绿茶、花茶，年龄偏大者，也可以喝红茶。

第十六节　脑瘤患者的音食茶

脑瘤病因不明确，病因治疗无从下手。但脑属于肾，脑瘤患者的音食茶可以从肾辨用。

1. 音乐治疗

选乐原则：扶正消积，导邪下行。

选音调：选听宫调、徵调音乐以扶正消积，选羽调音乐以导邪下行。

2. 食疗

宜多食补肾、通气下行、利湿的食物以及新鲜蔬菜水果。补肾食物：核桃、白果、腰果、花生、黑芝麻、五味子等；通气下行食物：萝卜、洋葱、熟大蒜、黄豆、绿豆、豌豆、蚕豆等；利湿食物：赤小豆、薏苡仁、益智仁、冬瓜、西瓜、苦瓜等；新鲜蔬菜水果：芹菜、香菜、茭白、秋季以前的茄子、葡萄、猕猴桃、苹果、梨、桃、柿等。各种野生有鳞鱼类亦适合食用。

3. 茶疗

1）适宜喝绿茶。

2）五花代茶饮：合欢花、栀子花、玫瑰花、槐花等量，开水泡茶饮。

3）六子泡茶饮：益智仁、沙苑子、覆盆子、五味子、甜杏仁、车前子等量，开水泡茶饮。

第十七节　骨肉瘤患者的音食茶

骨肉瘤病因虽然复杂，尚未明确，但从中医角度看，骨属肾，骨肉瘤的基本病因病机是肾虚骨弱邪侵。所以其患者的音食茶治疗目的就是强肾，通络祛邪。

1. 音乐治疗

选乐原则：补肾壮骨，通络达邪。

选音调：选羽调音乐以补肾壮骨，选徵调音乐以通络达邪。

2. 食疗

1）宜多吃具有抗骨髓病、骨肉瘤的食物，如海带、紫菜、淡菜、海蛤、裙带菜、杏仁、桃仁。

2）骨痛宜吃龟甲、鳖肉、牡蛎、蟹、虾、核桃。

3）脾脏肿大宜吃甲鱼、泥鳅、海鳗、毛蚶、海带、裙带菜。

4）贫血宜吃猪肝、香菇、芝麻、蜂乳、黄鱼、花生、海参、鲩鱼、鲍鱼。

5）化疗期间宜吃甲鱼、黄鳝补充白细胞，化疗需要足够白细胞，不够就不能化疗；还可吃冬虫夏草以减轻化疗副作用。

6）肾癌患者的食疗均适宜骨肉瘤患者。

7）忌烟酒及辛辣刺激食物；忌霉变、腌制、油煎、肥腻食物；忌羊肉、驴肉、狗肉、公鸡、鹅肉、猪头肉等发物。

3. 茶疗

可以饮用各种茶。

第十八节　针对肿瘤常见症状的音食茶

一、癌性发热

癌性发热是癌症本身引起的发热。西医认为与其以下因素有关：①恶性肿瘤生长迅速，组织相对缺血缺氧而坏死，释放内源性发热因子；②由于治疗引起肿瘤细胞大量破坏，释放肿瘤坏死因子（TNF），导致机体发热。③恶性肿瘤细胞本身可能产生内源性致热原，如肿瘤内白细胞浸润引起炎症反应、恶性肿瘤细胞内释放抗原物质引起免疫反应而发热；④肿瘤细胞能分泌一些活性物质，如类癌产生 5 - 羟色胺，嗜铬细胞瘤产生儿茶酚胺，肝癌细胞产生甲胎蛋白，以及许多肿瘤细胞能产生异位激素等，都对机体产生各种不同的反应，其中有些物质可引起发热；⑤肿瘤治疗过程中放疗、化疗，及应用干扰素、白介素 II、肿瘤坏死因子、集落刺激因子、肿瘤疫苗等制剂也可引起发热；⑥肿瘤消耗机体营养，导致机体免疫力低下，容易外感发热，或者瘤体阻断原本可以正常排泄代谢废物的外向通道，导致代谢废物积聚其中成阻塞性感染或炎症而发热，譬如肺癌引起的阻塞性肺炎。

中医认为癌性发热是癌症的一种常见症状，属于内伤发热的范畴，因癌症患者病程多迁延日久，正气不足，阴血耗损，阳气虚衰，而致湿热蕴遏，瘀血内结，痰浊郁伏，情志郁久不畅或因放疗、化疗损伤等均可导致机体阴阳气血耗损，或阴阳气血逆乱而成为内伤发热，加之以外邪乘虚而入，可见实证、虚证、虚实夹杂证三类。

1. 音乐治疗

选择倾听商调、羽调音乐以宣发或泻下热邪而退热。

2. 食疗

清淡饮食，多吃蔬菜、水果，达到清洁内环境作用；多喝汤液以代谢废物、带走多余的热量以降温；不吃肥肉、花生米、羊肉、狗肉，不吃胡椒、桂圆，戒酒。

3. 茶疗

任何证型的癌性发热，都可以饮茶，包括花茶、绿茶，多喝茶一方面可以抑制癌细胞生长，另一方面可以退热。

二、癌性疼痛

西医认为癌性疼痛的原因可分为以下三类。

1）肿瘤直接引起的疼痛约占88%。包括①组织毁坏：当肿瘤侵及胸膜、腹膜或神经，侵及骨膜或骨髓腔使其压力增高甚至发生病理性骨折时，病人可出现疼痛，如骨转移，骨肿瘤所致的骨痛，肺癌侵及胸膜可致胸痛，肺尖部肿瘤侵及臂丛可出现肩臂疼痛等。②压迫：脑肿瘤可引起头痛及脑神经痛，鼻咽癌颈部转移可压迫臂丛神经或颈丛神经，引起颈、肩、臂痛，腹膜后肿瘤压迫腰、腹神经丛，可引起腰、腹疼痛，神经组织受肿瘤压迫常常同时并存神经受侵蚀。③阻塞：空腔脏器被肿瘤阻塞时，可出现不适、痉挛，完全阻塞时可出现剧烈绞痛，如胃、肠及胰头癌等，另外，乳腺癌腋窝淋巴结转移时，可压迫腋淋巴及血管引起患肢手臂肿胀疼痛。④张力：原发及肝转移肿瘤生长迅速时，肝包膜被过度伸展，绷紧便可出现右上腹剧烈胀痛。⑤肿瘤溃烂，经久不愈，发生感染可引起剧痛。

2）癌症治疗引起的疼痛约占11%。此种疼痛是癌症治疗的常见并发症，如放射性神经炎、口腔炎、皮肤炎、放射性骨坏死；放疗、化疗后可出现带状疱疹产生疼痛，化疗药物渗漏出血管外引起组织坏死，化疗引起的栓塞性静脉炎；中毒性周围神经炎（长春碱）乳腺癌根治术中损伤腋淋巴系统，可引起手臂肿胀疼痛；手术后切口瘢痕、神经损伤、幻肢痛。

3）肿瘤间接引起的疼痛约占1%。如衰竭病人的褥疮，机体免疫力低下均可引起局部感染而产生疼痛，前列腺、肺、乳腺、甲状腺癌等出现骨转移而引起剧烈的腹痛。

中医认识到癌性疼痛主要分为虚痛和实痛，虚痛是因为癌邪侵袭日久，导致气阴两虚或气血亏虚或气阳两虚，虚则脏腑经络失养而痛；实痛是源于气滞血瘀、痰瘀阻滞或寒凝、热积等导致经脉阻滞不通，不通则痛。

1. 音乐治疗

以宫调音乐、羽调音乐止痛效果较好。

2. 食疗

清淡饮食：任何证型的癌性疼痛都要多吃蔬菜、水果，达到清洁内环境作用；虚性疼痛可以适当加强营养，实性疼痛以素食为主，以通性食物为佳。

【药膳】

1）三七延胡索大蒜糊：三七粉 10g，延胡索粉 10g，紫皮大蒜 50g。紫皮大蒜剥去外膜，洗净，剁成蒜茸；将三七、延胡索洗净、晒干，研成细末，三者充分拌和均匀，备用。早晚 2 次分服。

2）土茯苓郁金蜜饮：土茯苓 60g，郁金 30g，蜂蜜 30g。将土茯苓、郁金洗净，晒干或烘干，切成片，同放入砂锅中加水浸泡片刻，浓煎 30 分钟，过滤去渣，滤汁温热时调入蜂蜜，拌和均匀，即成。早晚 2 次分服。

3）抗癌消痛酒：人参 50g，当归 50g，三七 50g，土鳖虫 10g，黄芪 50g，枳实 20g，菝葜 30g，龙葵 50g。将药材打碎，用酒浸泡 1 周后，适量饮用。肝癌患者除外。

3. 茶疗

以饮花茶为佳，任何证型的癌性疼痛都可以饮用花茶。

三、胸、腹水

癌性胸、腹水（也叫恶性胸、腹腔积液）是癌症中晚期常见的并发症之一，也是部分患者的主要临床症状或体征，它的产生及发展直接影响着患者的生活质量和生存期，严重的胸、腹水甚至可危及生命。西医认识到癌性胸、腹水形成的主要原因有三个：①各种癌性因子的分泌、刺激导致毛细血管壁渗透性增加，水分进入组织间隙和胸膜腔、腹腔；②癌症高消耗引起低蛋白血症，导致血浆胶体渗透压降低，循环系统水液渗入胸膜腔、腹腔；③癌细胞浸润或转移堵塞血管或淋巴管，水液循环、回流受阻，转而渗入胸膜腔、腹腔。

中医认为癌性胸腹水是由于正气亏虚，导致肺通调水道、脾运化水液、肾主水等功能受损，及痰湿瘀阻滞影响水液代谢所致。

1. 音乐治疗

选择商调、徵调、羽调音乐以行气活血，利水。

2. 食疗

多吃健脾、利水类食物，譬如冬瓜、赤小豆、绿豆、芹菜等；多食新鲜蔬菜及精瘦肉、鱼类、鸡蛋、虾、甲鱼等优质蛋白类食物，保证荤素平衡。

【药膳】

1）车前草小蓟粥：新鲜车前草、小蓟不拘多少。粳米熬粥，加入车前草、小蓟做成菜粥，也可另外加入适量精瘦肉。
温服。

2）千斤鲤鱼汤：白术 10g，生姜 10g，茯苓 15g，陈皮
10g，白芍 10g，当归 10g，青鲤鱼 1 条（约 500g）。将鲤鱼去
鳞及内脏，余药洗净用干净纱布包裹。将药包与鲤鱼同煮 1 小
时，去药包，饭前空腹吃鱼饮汤。每日 1 次。

3. 茶疗

1）宜喝红茶。

2）三根饮：白术、黄芪、白芍等量，开水泡服代茶饮。

四、顽固性呃逆

呃逆有时是胃癌的一个症状，即胃癌可以直接引起呃逆。
消化道症状是恶性肿瘤患者治疗过程中的常见不良反应，绝大
多数病人在接受放疗、全身化疗或导管介入化疗时不同程度地
出现呃逆、恶心、呕吐、厌食、腹胀等消化道反应。肿瘤患者
手术后常可见顽固性呃逆。西医认为呃逆是由于膈肌痉挛所
致。中医认为呃逆是胃气上逆所致，有寒热虚实之不同，实证
如寒邪内蓄、燥热内盛、气滞痰阻，虚证则包括脾肾阳虚、胃
阴不足等，但总不离胃失和降、胃气上逆动膈的病机。癌性顽
固性呃逆的根源主要是癌症引起的正虚及痰气交阻、寒湿久积
所致，严重者是胃气将绝之兆。

1. 音乐治疗

宜选用商调、宫调、角调音乐以调畅气机。

2. 食疗

1）温热饮食，不要进食冷食冷饮；进食易消化食物，蔬菜要嫩，不要吃辛辣油腻食物。

2）常吃洋葱、萝卜、生姜等；少吃栗子、红薯、花生、肥肉及粗糙难消化食物。

3. 茶疗

1）喝花茶。

2）陈皮、炒枳壳、丁香、生姜各3g，泡茶饮。配合针灸治疗。

五、顽固性腹胀

腹胀多因胃肠道、肝脏、胆道或胰腺疾病所致。与癌症相关的顽固性腹胀主要有五个病因：①癌症病灶就在消化系统，引起消化系统消化吸收功能下降及胃肠蠕动功能下降；②癌症的本身消耗和化疗、放疗等治疗损害了消化系统的消化吸收功能；③结肠癌等半堵塞肠道，使得胃肠道不能及时排空；④各种原因引致胃肠道菌群失调，产气菌增多，消化吸收能力下降；⑤进食过多容易胀气的食物。中医认为腹胀多是饮食不节伤胃，脾胃气虚失运，痰湿水饮滞留所致。

1. 音乐治疗

选听宫调、羽调音乐以健脾通腑，泻浊。

2. 食疗

【适宜食物】

金橘、佛手柑、槟榔、萝卜、胡荽、青菜、豇豆、山楂、杨梅、啤酒花、紫苏叶、砂仁、白豆蔻、大麦芽、胡萝卜、橘子皮、刀豆、大白菜、芹菜、蕹菜、冬瓜、瓠子、番茄、苦瓜、茴香、薤白、橙子及茶叶等。

【不适宜食物】

红薯、糯米、蚕豆、菱角、栗子、黄豆、芋头等易胀气的食物。蛋奶类如打起泡沫的奶油，还有汽水，以及卷心菜、蜂蜜、韭菜、生蒜、芹菜等。

【药膳】

1）消胀健胃粥：取砂仁一钱，陈皮二钱，枳壳二钱，佛手二钱。以上四种中药水煎取汁，并过滤药渣，再加入适量的白米和水，熬煮成粥，一天内分2～3服完。

2）消胀饮料：取干燥橘子皮二钱切丝，玫瑰花一钱，加热开水充泡，当饮料喝，有消除胀气的功效。

3）砂仁鲫鱼汤：砂仁3g，鲫鱼1尾，葱、姜、精盐适量。将鱼去鳞、鳃、内脏，洗净；将砂仁洗净，嵌入鱼腹中；将鱼置于锅中，加适量水。武火烧开后用文火炖至鱼熟，加调料焖数分钟即可。食肉饮汤。行气利水，健脾燥湿，适用于由脾胃虚弱引起的食少腹胀、泄泻腹痛等症。

4）参芪鸽肉汤：党参20g，黄芪20g，陈皮10g，山药10g，净白鸽1只，精盐、调料适量。将鸽肉切块，放砂锅中，加党参、黄芪、陈皮、山药、盐、调料和适量水，文炖煮50分钟，闷熟后饮汤食肉。隔日1次，连用10天。益气健脾，补中和胃。适宜于脾胃气虚所致纳食不振、食后腹胀等症。

5）夏朴蜜汁：半夏6g，厚朴6g，蜂蜜适量。将半夏、厚朴煎取药汁，然后加入蜂蜜和开水服用。1日服1次。适用于烦躁不安、脘腹胀满等症。

6）萝卜汁：萝卜200g，切片，煮熟，绞汁，温服。

3. 茶疗

1）舌质红，舌苔黄者，喝绿茶；舌质淡，舌苔白者，喝红茶；各型患者均适宜喝花茶。

2）消食代茶饮：炒莱菔子10g，小茴香5g，陈皮10g，开水泡茶饮。

3）三花代茶饮：厚朴花、南瓜花（或者玫瑰花）、合欢花等量泡茶饮。

六、肢体麻木

与肿瘤相关的肢体麻木有以下几个病因：①肿瘤消耗或肠胃消化吸收功能下降导致供应到肢体其他部位的气血不足，组织经络失养而麻木；②放、化疗损伤了神经系统而出现麻木等感觉障碍，或者手术损伤引起的感觉障碍；③并发颈椎病、腰椎间盘突出症而出现麻木；④肿瘤转移到脑部而出现肢体麻木。中医多辨证为气血失养、痰瘀阻络等证型。

1. 音乐治疗

选听徵音、角音以通经活血。

2. 食疗

1）饮食均衡、全面：不要挑食，饮食要多样化，注意营养结构；多吃一点粗粮，即非精加工、带皮食物；多吃一些含钙量高的食物，如牛奶、奶制品，虾皮、海带、芝麻酱、豆制品中也含有丰富的钙，经常吃也有利于钙的补充。

2）每天吃 1 或 2 汤匙的精细三七粉（3~6g）。

3）黄芪当归鸡：黄芪200g，当归50g，光鸡 1 只，生姜、大葱适量，加入足量清水熬汤，汤成加入适量精盐，喝汤吃肉。

4）益气清毒煎：人参、黄芪、当归、猕猴桃根各等份，煎汤服用。

3. 茶疗

适宜饮用花茶、红茶，入口温度要高一点。

七、出血

出血是恶性肿瘤的常见症状之一，排除其他原因之后的持续不断的出血，往往是临床诊断恶性肿瘤的一个重要依据。出血也是评估病情是否加重的一个指标，某些恶性肿瘤在病程进展的一些阶段，还会出现大量的、不容易控制的出血。

恶性肿瘤出血的主要病因如下：①肿瘤组织浸润性生长，侵犯了肿瘤周围的毛细血管致使血管破裂出血。②肿瘤组织由于生长过度，血供不足，营养不良，发生自身坏死溃破而出血。③放射治疗损伤了血管管壁，使血管壁纤维化，通透性增加，造成渗血和溢血。④放、化疗以后，骨髓造血功能受到抑制，血小板生成减少；或者放、化疗损害了肝功能，在肝脏合成的凝血因子量减少，都会造成出血。⑤恶性肿瘤病人的血液处于高凝状态，要消耗掉大量的血小板和凝血物质，也会造成出血或加剧出血倾向。

中医把出血病症的病因病机归纳为"气、火、痰"三类，气，指脾气虚弱，中医说"气能摄血"，就是说"气"能够控制血液在血脉里正常地运行，如果各种原因导致脾气亏虚，气就不能摄血，血跑到血脉外即出血了。又认为"火能迫血妄行"，不论是实火还是虚火，都会迫使血液流出血脉外面而出血。如果瘀血阻滞在血脉之中，使正常的血流不能循行在血脉之中，溢出脉外，也会造成出血。恶性肿瘤的出血，也不外乎这三个病因病机，肿瘤是因为瘀血停滞，结成肿块而生成的，所以肿块不断地出血；有的肿瘤又有火热毒壅的表现，火毒腐蚀血管，也会造成出血；恶性肿瘤中后期必定有气虚，气虚加重了出血。

许多种恶性肿瘤根据其肿瘤生长的不同位置，表现出不同的出血症状。比如肺癌病人有咯血，鼻咽癌病人鼻涕中带血，胃癌病人有呕血和黑便，直肠癌病人则便血，血色鲜红；膀胱癌病人有血尿；子宫内膜癌和宫颈癌患者阴道出血，或者白带中带血等。血管肿瘤患者常常有大量出血，或者出血不止。当胃肠道肿瘤等侵犯到较大的血管，或者肝癌后期食管下端和胃底静脉曲张、破溃时，可以造成大量出血，甚至引起失血性休克，危及患者的生命。

1. 音乐治疗

选听宫音、羽音补脾，宁心，降火以止血。

2. 食疗

1）清淡饮食，不要吃太粗糙的食物，防止诱发消化道溃疡与出血。不要吃花生米、肥肉等加重肝胰负担的食物。少吃辛辣厚味。

2）经常吃一些干净的猪血、鸭血等。

3）马齿苋半斤，焯熟，切碎，加适量麻油，与红豆粥同食。

3. 茶疗

1）宜喝花茶。

2）菊花黄芪代茶饮：以菊花：黄芪 = 2：1 的剂量，用开水泡茶喝。

八、失眠

肿瘤患者失眠多与以下因素相关：①因为罹患肿瘤引起的焦虑、失望、悲观等负面情绪导致；②肿瘤的疼痛或其他症状影响睡眠；③胃肠疾病或其他并发疾病的痛苦影响了睡眠；④放、化疗等治疗的副作用。中医辨证多属于心血不足、肝郁气滞、痰瘀阻滞等证型。

1. 音乐治疗

宜选听舒缓、轻松的音乐；佛教音乐也比较适合；宜选听宫调、羽调音乐以宁心安神。

2. 食疗

1）清淡饮食，不要进食肥肉、花生、鸡蛋等不易消化的食物。

2）注意睡前饮食，晚餐要适量，不吃对胃有刺激的食物，避免过饥过饱，不喝茶、咖啡等刺激大脑兴奋的饮品，可喝一杯牛奶。

3）多吃蛏子、牡蛎肉等软体海产品。

3. 茶疗

上午可以饮用适量花茶或绿茶；下午三点后不宜喝茶。

九、带状疱疹

肿瘤是免疫力低下疾病，带状疱疹也是。肿瘤患者一旦并发带状疱疹，是内环境全面恶化的征兆，是正气渐虚，湿热、邪毒内盛的表现。

1. 音乐治疗

选听商调、角调、徵调音乐以清热，通经止痛。

2. 食疗

1）清淡饮食，多食蔬菜、水果，少吃荤食及辛辣食物，禁酒。

2）不要进食酸性食物，如醋、葡萄、山楂等。

3）每天冲服三七粉6g，复合维生素早中晚各2片。

3. 茶疗

可以喝绿茶和花茶。

十、大便异常

常见的大便异常症状是便秘、便溏（严重者则为腹泻），饮食调节、锻炼、中医药治疗是三种较好的解决方法。

1. 音乐治疗

宜选听宫调、羽调音乐以促动肠腑运动。

2. 食疗

1）饮食平衡：荤素搭配，以素为主，少食辛辣、油腻、咸食、甜食，禁酒。

2）每天吃水果：每天进食一定量水果，香蕉、萝卜、大枣是通便三剑客。

3. 茶疗

1）诸茶皆宜。

2）饮立通代茶饮：牛蒡子、胖大海各 1 个，黄芪 10g，生白术 10g，泡茶饮。

【下篇参考文献】

［1］林法财，吴云川．基于"以情胜情"理论探讨五行音乐疗法［J］．中华中医药杂志，2018，33（7）：2733－2735．

［2］杨舒涵．五音经络疗法思想探析［J］．世界科学技术－中医药现代化，2017，19（12）：2040－2044．

［3］唐华伟．中医食疗发展简介［A］．中国中西医结合学会营养学专业委员会．第七届全国中西医结合营养学术会议论文资料汇编［C］．中国中西医结合学会营养学专业委员会：中国中西医结合学会，2016：3．

〔4〕陈禹，石劢，李晓雯，等．中医食疗的近10年文献分析〔J〕．中日友好医院学报，2018，32（01）：33－34＋38.

〔5〕许赞斌．癌症患者食疗探讨〔J〕．福建中医药，1994（05）：43－45.

〔6〕陈壮忠．食疗要如何才能防治肿瘤？〔N〕．中国中医药报，2018－07－02（007）.

〔7〕于弘．肿瘤食疗探讨〔D〕．黑龙江中医药大学，2017.

〔8〕罗洁．中医食疗在肿瘤病中的临床应用研究〔J〕．中国医药指南，2013，11（34）：215－216.

〔9〕陈金鸣．食疗在恶性肿瘤治疗中的辅助作用〔A〕．江西省中西医结合学会．江西省中医、中西医结合肿瘤学术交流会论文集〔C〕．江西省中西医结合学会：江西省中西医结合学会，2012：4.

〔10〕王沁凯，王瑜．肿瘤化疗减毒食疗方法探讨〔J〕．山东中医药大学学报，2004（06）：436－437

〔11〕罗贤静丽．六大茶类化学判别方法研究〔D〕．安徽农业大学，2015.

〔12〕葛春梅，蔡悦，夏潇潇，等．绿茶及其主要化学成分对MRSA的抗菌实验研究〔J〕．中药材，2016，39（05）：1163－1165.

〔13〕马春霓．茶叶中的化学成分〔J〕．农村经济与科技，2017，28（14）：43＋45.

［14］阿英．茶与中药不宜同服［J］．内蒙古林业，2014（01）：37.

［15］秦德英．茶与中药不宜同服［J］．贵州茶叶，2013，41（04）：60.

［16］吴文博．服中药的茶、酒宜忌［N］．中国中医药报，2018－08－02（004）．

［17］赵翠，谭华凤．药膳食疗干预对鼻咽癌患者放疗期间营养状况的影响［J］．齐齐哈尔医学院学报，2014，35（22）：3417－3418.

［18］苏全志，韩修英．养阴生津茶防治鼻咽癌放射反应的研究［J］．齐鲁护理杂志，2004，10（03）：163－164.

［19］孙凤英，周琦．中医五行音乐干预对肺癌静脉化疗患者负性情绪的影响［J］．护理学杂志，2015，30（15）：35－37.

［20］高鹏．肺癌患者的食疗［N］．上海中医药报，2012－09－07（004）．

［21］陈训忠．大肠癌的药粥食疗［J］．山东食品科技，2001，3（07）：22.

［22］喝花草茶降低肠癌风险［J］．中华中医药学刊，2017，35（01）：55.

［23］肖成，李燕．大肠癌术后中医药膳治疗探讨［J］．中医杂志，2013，54（02）：179－180.

后记——日积月累的强大力量

放眼历史长河看生命，几十年的生命历程就是短短的一瞬，看起来，人生实在是太短了。但真相却是：命运给每个人的预期生命时限足够了；作为平凡人，我们一生的时间足够实现合理合情的凡人人生目标，包括"健康活百年"的目标。法国著名牧师纳德总结过成千上万个人临死前的忏悔实录，得出一个结论：如果时光可以倒流，世界上将有一半的人可以成为伟人。很多人之所以失败或者没有获得想要的成功，是因为他们懒惰、自由散漫，没有很好地控制自己的欲望，将人生时间荒废了。同样，很多人频繁生病、罹患肿瘤、早逝，是因为他们无知、放纵，缺乏最基本的健康素养。生活方式不健康，在年轻时还有青春和健康可透支，一旦年纪大了，健康的报应就来了，此时已经滴水石穿，后悔已经晚了。

人的成长、成熟是一个相对漫长的过程，成长、成熟成什么样的健康，取决于吃什么、喝什么、如何吃喝、如何学习、如何锻炼、如何工作、如何休息、如何对待小疾小病、如何形成自己的人生观和世界观，这个过程是日积月累的，如果方向、方式正确，其朝向一定是积极、阳光、健康、长寿的；反之，一定是消积、晦暗、多病、短命的。人体无论是慢性病理活动还是正常生理活动都有一定自稳性，二者之间的转换是从一种稳态渐进至另外一种稳态，都需要经历长期缓慢渐进过程。肿瘤这种病的形成时间一般是 15～25 年，需要 15～25 年不健康的方方面面日积月累才最终成"癌"。在这个过程中机体会不断发出不适信号，告诉我们健康出现问题了，若及早改变一切都还来得及，若不改变，我们必然会吞下健康苦果。坚持健康生活方式或者改变成健康生活方式，也需要日积月累的坚持才能见效果。短平快不是生命的真相，日积月累才是。顺应生命活动的本质，选择健康的生活方式，并坚持。及时发现危险，及时纠正，肿瘤可以未病先防，既病也可以很好地提高疗效，降低复发、转移的概率。